JN291332

消化器内視鏡下手術シリーズ～標準的手技を学ぶ 5
監修 ■ 木村　泰三

腹腔鏡（補助）下幽門側胃切除術

■編集■
北野　正剛（大分大学第1外科）

■著者■
白石　憲男，安田　一弘（大分大学第1外科）

へるす出版

監修の言葉

　このたび「消化器内視鏡下手術シリーズ〜標準的手技を学ぶ」（8巻）が上梓されることとなった。

　すでに多くの報告が示すように，内視鏡下手術は，体壁の損傷を少なくすることにより，美容的であるのみならず，手術侵襲を小さくすることに成功した。その結果，早期離床・早期経口摂取・早期呼吸機能改善などが可能となり，入院期間短縮・早期職場復帰などの利点が得られた。しかし一方で，内視鏡下手術は，2次元モニター下に手指を直接使うことなく手術器具のみで手術を行うという，きわめて特殊な手技である。また，対象臓器を見る方向が開腹とは異なるので，開腹手術とは異なった手順が必要な場合も多い。すなわち，手術名が開腹と同じ手術であっても，内視鏡下では開腹とは違った手技が必要となる。

　内視鏡下手術が始まった当初は，このことをよく理解せず内視鏡下手術を始めてしまう者もおり，不幸な結果をもたらすこともあった。手術を内視鏡下に安全に行うためには，開腹で行う標準手技とは別に，内視鏡下での標準手技を学ぶ必要がある。本シリーズの目的は，手術を内視鏡下に行う場合の標準手技をわかりやすく述べることである。すなわち，第1巻で基本手術手技を解説し，第2巻〜第8巻にかけて代表的な内視鏡下手術である7つの術式，すなわち，胆嚢摘出術と総胆管結石手術，幽門側胃切除術，アカラシアと逆流性食道炎手術，脾臓摘出術，左結腸切除術，右結腸切除術，食道癌手術の標準手技を解説する。上記の内視鏡下手術は，すでに本邦において多数例の積み上げがあり，内視鏡下の標準手技がほぼ確立されたといえるものである。また，執筆者はそれぞれの内視鏡下手術が本邦で始まった当初から活躍され，手技の標準化とその教育に心血を注がれてきた先生方である。

　本シリーズは，いうまでもなく現時点において最高の内視鏡下手術書である。内視鏡下手術の初心者から日本内視鏡外科学会技術認定の取得をめざす者まで，必読の書である。また，本書の発刊は安全な内視鏡下外科手術の普及に大いに貢献するものと信じてやまない。

2007年12月

富士宮市立病院院長
日本内視鏡外科学会技術認定制度委員長
木村　泰三

編集にあたって

　1991年，わが国で開発された胃癌に対する腹腔鏡下手術は，低侵襲手術として世界に認知され，急速に普及している．腹腔鏡下手術は患者にやさしい手術であるものの，その手術手技は従来の開腹手術と異なり，外科医に新しい手術手技の習得と手術に対する意識改革を余儀なくさせるものであった．

　手術は，剝離操作，止血操作，切離操作，縫合操作などからなる．腹腔鏡下手術においては，これらの操作が触覚のない長い鉗子操作によって行われ，しかもその鉗子の方向性に制限を受ける．さらに，術野の観察を行うカメラ視野は2D視野で，その方向と視野の範囲に制限を受けるものである．このように，従来の開腹手術を好んで行ってきた外科医にとっては，不自由ばかりを感じる難しい術式であることは確かなようである．

　外科医は，医師であり技術者でもある．多くの技術者は新しいことに興味を抱き，困難なことを技術の工夫によって克服しようとする習性を有している．これまで，多くの若き内視鏡外科医たちの研鑽と医療機器の開発によって，胃癌に対する腹腔鏡下手術も成長してきた．このことは，本術式の開発に携わってきた者として感慨深いものである．

　本書は，腹腔鏡下胃切除術をこれから始めようとしている外科医や，技術認定の取得をめざしている外科医の方々を対象に，腹腔鏡下胃切除術に対する見識を深めていただき，安全な標準的手技を習得していただく目的で編集した．本文は，「術前の準備」，「手術の実際」，「トラブルシューテイング」，「術後合併症とその対策」の4章からなり，比較的早い時期から腹腔鏡下胃切除術に携わってきた教室の准教授の白石憲男君と講師の安田一弘君に執筆をお願いした．従来の開腹手術とは異なった腹腔鏡下胃切除術のアプローチ法や術野展開，さらには安全な腹腔鏡下手術手技の習得に本書が役立つことを期待している．

　最後に，このような企画をいただいた富士宮市立病院院長の木村泰三先生とへるす出版編集部の生源寺啓三氏に感謝の意を表したい．

2007年12月

大分大学第1外科
北野　正剛

● 目 次 ●

I. 術前準備　　　　1

1. 腫瘍側からみた適応 …………………………………… 2
2. 患者側からみた適応 …………………………………… 4
3. インフォームド・コンセント ………………………… 6
4. 術前処置 ………………………………………………… 8
5. 必要な器具 ……………………………………………… 10
6. 術後ケア ………………………………………………… 12

II. 手術の実際　　　　15

1. 体位と術者位置 ………………………………………… 16
2. 腹腔鏡挿入 ……………………………………………… 18
3. 操作用トロッカー挿入（挿入位置と挿入法）……… 20
4. 胃切除のための術野展開 ……………………………… 22
5. 胃切除のための基本鉗子操作 ………………………… 24
6. 超音波凝固切開装置の基本操作 ……………………… 26
7. 出血回避の操作と手術手順 …………………………… 28
8. 大網切離（把持の手順と切離法）…………………… 30
9. 左胃大網動静脈の切離 ………………………………… 32
10. No.4sbリンパ節の郭清 ………………………………… 34
11. 膵頭部の露出 …………………………………………… 36
12. 右胃大網静脈の切離 …………………………………… 40
13. No.14vリンパ節の郭清 ………………………………… 42
14. 膵前面～胃十二指腸動脈周囲の剥離 ………………… 44
15. 右胃大網動脈の切離 …………………………………… 46
16. 固有肝動脈・総肝動脈分岐部の露出 ………………… 48
17. 小網切離（迷走神経，食道胃接合部）……………… 50
18. 右胃動静脈根部へのアプローチ ……………………… 52

- 19. Roux-en Y吻合時の先行十二指腸切離 54
- 20. 右胃動静脈の切離 56
- 21. No.12aリンパ節の郭清 58
- 22. No.8aリンパ節の郭清—膵上縁の処理 60
- 23. 右横隔膜脚上縁の切開 64
- 24. 左胃静脈の切離 66
- 25. No.8aリンパ節の郭清 68
- 26. No.9リンパ節の郭清 70
- 27. No.11pリンパ節の郭清 72
- 28. 胃上部後面の処理 74
- 29. 左胃動脈切離 76
- 30. No.1, 3リンパ節の郭清 78
- 31. 小開腹 80
- 32. 胃切除 82
- 33. Billroth-I法による再建（手縫い） 84
- 34. Billroth-I法による再建（器械吻合） 86
- 35. Roux-en Y法による再建（体外吻合） 88
- 36. Roux-en Y法による再建（腹腔内吻合） 92
- 37. 再気腹・洗浄・ドレーンの挿入 94
- 38. 閉腹 96

Ⅲ. トラブルシューテイング　99

- 1. 術中偶発症 100
- 2. 出血の予防法—幽門下操作 102
- 3. 出血の予防—胃上部 104
- 4. 出血時の対応 106
- 5. 臓器損傷—大腸 108
- 6. 臓器損傷—膵 110
- 7. 機器トラブル 112
- 8. 吻合時のトラブル—Billroth-I法 114
- 9. 吻合時のトラブル—Roux-en Y法 114

Ⅳ. 術後合併症と対策　　117

1. 術後合併症 …………………………………………… 118
2. 食物の通過障害 ……………………………………… 120
3. 縫合不全 ……………………………………………… 122
4. 膵液漏 ………………………………………………… 124
5. その他 ………………………………………………… 126

I.

術前準備

I．術前準備

1．腫瘍側からみた適応

　腹腔鏡下胃切除術（LAG）は，D1+αのリンパ節郭清を行う手術として開発された。**図1**に日本内視鏡外科学会（JSES）の第8回アンケート調査結果を示した。その結果，2005年には腹腔鏡補助下幽門側胃切除術（LADG）の33％がD1+α，48％がD1+β，14％がD2リンパ節郭清を行っていた。すなわち，現在のLADGの適応の主体は，早期胃癌であることを示している。わが国の胃癌治療ガイドラインを**表1a, b**に示した。日常診療として内視鏡的粘膜切除術（EMR）の適応外の早期胃癌（T1）が対象となる。また，臨床研究としてT1N1，またはT2N0症例をLADGの対象としている。現在，LADGの長期成績に関する検討が始められている。現時点では，「胃周囲に限局したリンパ節転移を有する危険性があるもので，漿膜浸潤のない胃癌まで」と適応を限定しておくことが望ましい。

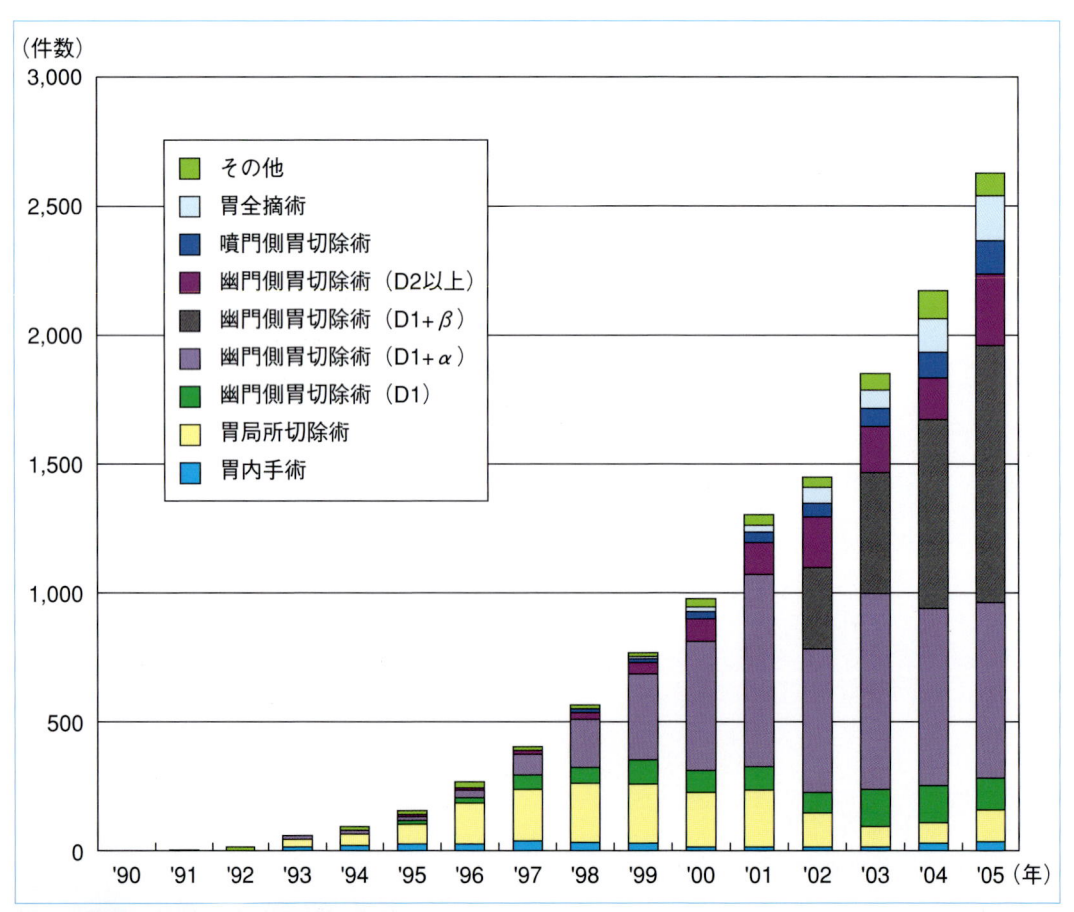

図1．腹腔鏡（補助）下胃切除術の推移
（JSES第8回アンケート調査結果）

表1a. 胃癌治療ガイドライン：日常診療

	N0	N1
T1(M)	IA EMR（一括切除） 〔分化型，2.0cm以下，陥凹型ではUL（−）〕 縮小手術A（上記以外）	IB 縮小手術B （2.0cm以下） 定型手術 （2.1cm以上）
T1(SM)	IA 縮小手術A （分化型，1.5cm以下） 縮小手術B（上記以外）	

〔日本胃癌学会編：胃癌治療ガイドライン（医師用2004年4月改訂），第2版，金原出版，東京，2004より引用〕

表1b. 胃癌治療ガイドライン：臨床研究

	N0	N1
T1(M) ＞2.0cm	IA EMR（分割切除） EMR（切開剥離法） EMR不完全例に対する 　　レーザー治療など	IB 腹腔鏡補助下切除
T1(SM)	IA 局所・分節切除 腹腔鏡下局所切除 腹腔鏡補助下切除	
T2	IB 腹腔鏡補助下切除	II 術後補助化学療法

〔日本胃癌学会編：胃癌治療ガイドライン（医師用2004年4月改訂），第2版，金原出版，東京，2004より引用〕

2．患者側からみた適応

　腹腔鏡下手術の特殊性を**表2a**にまとめた。腹腔鏡下手術は，二酸化炭素気腹の下，2D視野の腹腔鏡モニター観察下に鉗子操作によって行う手術である。二酸化炭素気腹による腹腔内圧の上昇のため，①下肢からの血液還流の減少，②門脈血流量の減少，③心臓の駆出率の減少，などが報告されている。さらに，二酸化炭素による④アシドーシス，なども生じる。それゆえ，二酸化炭素気腹が影響を与える既往症のある患者に対しては，慎重に本術式を選択しなければならない。すなわち，患者側因子として考えておくべきことを**表2b**に列記した。肥満患者，上腹部の開腹歴を有する患者，全身状態不良な患者に対しては，二酸化炭素気腹の影響を考慮して手術適応を決めなければならない。

表2a. 腹腔鏡下手術の特殊性

モニター視野
1. 二酸化炭素気腹
2. 2D視野（奥行感覚がない）
3. 視角に制限
4. 拡大視効果
鉗子操作
1. 触覚がない（張力が把握しにくい）
2. 方向性・自由度に制限
切離操作・結紮操作
1. エネルギー機器の使用
2. クリップなどの手術機器の使用
3. 体外結紮，体内結紮
縫合・吻合
1. 自動縫合器の使用
2. 手縫い吻合（腹腔鏡補助下手術）

表2b. 患者因子からみた適応

適応：通常の開腹手術が可能な場合は基本的にLADGの適応である
注意すべき患者因子
局所
① 胃下垂（トロッカーの位置をやや尾側に移動）
② 牛角胃（癒着を予想しておく）
③ 十二指腸の変形（十二指腸の挙上が不良）
全身
① 肥満
BMI＞30
手術時間がかかる，吻合はRoux-en Yを選択
② 開腹既往
とくに上腹部の開腹歴（腹腔鏡観察後に適応を決定）
③ 循環器疾患既往（腹腔内圧→血液の還流減少）
④ 呼吸器障害（腹腔内圧上昇，アシドーシス）
⑤ 肝障害（門脈血流量の低下）
⑥ 腎障害（腎血流量の減少）

3．インフォームド・コンセント

　患者への病状説明と，胃癌に対する腹腔鏡下手術の現状と合併症などについて説明する。腹腔鏡下手術に代わって従来の開腹手術を選択することができること，術中開腹手術への移行があり得ること，なども十分に説明し，書面にてインフォームド・コンセントを得る。**表3a**に本術式の現状についてまとめた。JSESのアンケート調査によると，1991～2005年までに9,063例が行われている。本手術の術死率は0％，術中偶発症2％，術後合併症7～12％であり，従来の手術と同等の危険性といえる。また，厚生労働省がん研究助成金研究班（北野班）のアンケート調査によると，本術式の根治性も従来の開腹手術と同様に良好である。**表3b**に現行の手術料に関する保険収載について示した。総医療費は，在院日数が短くなるため，従来の開腹手術より安価な医療費となる可能性がある。

表3a. 本術式の現状

LADG	
1991〜2005年までの症例数[*1]	9,063件
2005年1年間の症例数[*1]	2,062件
適応症例[*2]	T1, T2N0
リンパ節郭清（LADG）(2005年)[*1]	
D1	110（ 5.3％）
D1+α	678（32.9％）
D1+β	996（48.3％）
D2	278（13.5％）
手術時間[*3]	130〜330min
出血量[*3]	60〜354ml
術中偶発症[*1,2]	2％
術後合併症[*1,2]	7〜12％
5年生存率[*2]	
（経過観察期間の中央値3年）	
stage IA	99.6％
stage IB	98.7％
stage II	91.2％

（[*1] JSES第8回アンケート調査結果より，
[*2] 厚生労働省がん研究助成金研究班（北野班）より，
[*3] 文献調査より）

表3b. 手術料（保険収載2006年より）

区分番号	手術名	点数	自動吻合器加算		自動縫合器加算
K647-2	腹腔鏡下胃，十二指腸潰瘍穿孔縫縮術	18,600	−		−
K655	胃切除術〔腹腔鏡（補助）下によるものを含む〕				
	1．単純切除術	20,700	5,500	又は	2,500
	2．悪性腫瘍手術	42,600	5,500	又は	2,500
K657	胃全摘術〔腹腔鏡（補助）下によるものを含む〕				
	1．単純切除術	32,800	5,500	又は	2,500
	2．悪性腫瘍手術	59,100	5,500	又は	2,500
K666	幽門形成術〔腹腔鏡（補助）下によるものを含む〕	10,500	−		−
K667-2	腹腔鏡下噴門形成術	25,100	−		−

4．術前処置

　術前処置は，従来の開腹胃切除術と基本的に同等である。胃切除の口側の断端を病変から十分離れた位置にするため，胃体部に存在する病変の際には，術前にクリップ処置をしておく。**表4**に術前ケアに関するクリニカルパスを示した。腹腔鏡下手術においてとくに注意したいことは，①臍下部から腹腔鏡を挿入するため，臍の清拭を十分に行っておくこと，②腹腔内環境を整えるため，気管挿管する前に胃管を挿入しておくこと，である。除毛は，基本的には行っていない。臍周囲や小開腹予定の上腹部に発毛が多い際には，前日夕方に除毛クリームにて処置するようにしている。予防的抗生物質投与は，術当日の朝に1回のみ投与している。また，手術が3時間を超える際には，術中に1回追加投与するようにしている。

表4. 術前ケア

| 幽門側胃切断術 | クリニカルパス（スタッフ用） | | | 主治医
看護師 | |

患者ID：　　　　患者氏名　　　　　　　　　　　　男・女　年齢　歳　　標準入院日数　　日

		月 日 曜 入院まで（外来）	月 日 曜 入院当日	月 日 曜 術前	月 日 曜 手術前日	月 日 曜 手術日	月 日 曜 手術後
アウトカム	患者状態	入院生活に対する不安がなく、準備が整っている			手術を受けるための精神的・身体的準備が整っている	手術可能な全身状態である	麻酔から十分に覚醒している 呼吸が安定している 血圧が安定している ドレーン排液の性状に異常がない 創痛がコントロールされている 異常な腹痛がない
	生活動作				術後の食事摂取の仕方を理解		体位変換ができる
	知識・教育	病状・入院目的を理解している	手術の目的・内容と術後経過を理解している				喀痰排出の必要性を理解し、排出できる愁訴を伝えられる
	合併症						術後出血がない
	その他						
アセスメント		病状・入院に対する不安緩和	術前不安の緩和とインフォームド・コンセント		体温＜37℃ 手術目的や入院経過について言える	体温＜37℃	SpO₂＞95％ 収縮期血圧90〜180 閉鎖ドレーン排液が膿血性でない 創出血がない 術後疼痛の緩和 体位変換と褥瘡確認
タスク	検査	術前検査 採血、血液型 感染症、胸腹部X線 心電図、肺機能 胃内視鏡、胃透視 エコー、CT	外来での検査状況の確認と施行されていない検査のオーダーと評価		検査・書類の確認 血液型、感染症 心電図、胸腹部X線 同意書		
	処置		尿検査 （テステープ）		へそ処置 16時 プルゼニド®2T 21時 レンドルミン®1T	6時 GE120ml 術前点滴 ヴィーン3G® 500ml	酸素投与 心電図モニター 持続硬膜外注入 ドレーン管理 排尿カテーテル管理 包交 コンプリネットプロ装着
			バイタルサイン 2検 14時 19時	バイタルサイン 1検 14時	バイタルサイン 2検 14時 19時	バイタルサイン 7時	バイタルサイン 2時間毎
	薬剤	内服薬の確認 休薬の確認	持参薬の確認			術場に抗生物質を持参 セファメジン®2g （当日のみ投与）	持続点滴 ヴィーン3G®
	食事		常食		夕から絶食 21時から絶飲食		
	活動・清潔		病院内フリー 入浴可		術前入浴		ベッド上
	教育指導		術前オリエンテーション 必要物品説明 （腹帯・T字帯） パスの説明 入院診療計画書	確認者（　　） 確認者（　　） 確認者（　　） 手術説明と同意書 静脈血栓予防説明と同意書 褥瘡診療計画書			手術結果の説明
	その他		リストバンド装着				

備考

5．必要な器具

　腹腔鏡下胃切除術は，多くの手術機器を要する手術である．そのため，その器具の準備について十分配慮する必要がある．**表5**に必要な器具についてまとめた．大きな装置として，モニターや気腹装置，電気メスや超音波凝固切開装置（LCS）などが必要であり，日頃から十分に整備しておく．また，二酸化炭素の供給源も定期的に点検しておくことが重要である．手術器具としては，腹腔鏡下操作に使用する器具や小開腹創からの開腹手術操作に使用する器具が必要である．さらに，腹腔鏡下操作と小開腹操作を自由に移行することを可能にする器具や，小開腹創を保護する器具なども準備しておく．施設によっては，腹腔鏡下手術を専門に行う手術室を設営し，コードレスにしている理想的なところもある．

表5. 手術（LADG）に必要な器具

〔腹腔鏡〕	
ハッソン型トロッカー	1本
トロッカー（10 mm）	3本
トロッカー（5 mm）	1本
腹腔鏡（斜視型またはフレキシブル）	1本
腹腔鏡光源	1本
モニター	1台
気腹装置	1台
〔腹腔鏡下操作〕	
鉗子	数本
リトラクター	1本
クリップ（大・小）	各1本
体外結紮のための器具	1セット
電気凝固装置	1本
超音波凝固切開装置（LCS）	1本
（LigaSure®）	1本
リニアカッター	1本
wound protector（創保護器具）	1個
（ディスポサンド）	1個
洗浄・吸引装置	1個
〔小開腹創からの操作〕	
開腹下胃切除セット	1セット
リニアカッター	1本
（替え刃）	数個
（自動縫合器）	1本

6. 術後ケア

　術後ケアは，開腹胃切除術と同様，①点滴・栄養管理，②チューブの管理，③術後合併症の早期発見と対処，④精神的サポート，からなる。**表6**は教室で使用している術後ケアのクリニカルパスの一部（術直後）である。飲水は術後1日目からとし，食事は術後4日目からとしている。胃管は，術日の夕方に抜去し，排尿カテーテルは術後2日目に抜去している。また，ドレーンも術後2日目に抜去している。歩行は術翌日から可能であり，シャワー浴は術後4日目から許可している。本クリニカルパスは，開腹胃切除と同等のものであり，腹腔鏡下胃切除術に特有なものではない。腹腔鏡下胃切除術の利点である低侵襲性，除痛効果，早期回復を生かしたクリニカルパスが必要であると考えている。現在の平均術後在院日数は10～14日である。

表6. 術後ケア

幽門側胃切除術　　クリニカルパス（スタッフ用）　　主治医　　看護師

患者ID：　　患者氏名　　男・女　　年齢　　歳

		月 日 曜 術後1日目	月 日 曜 術後2日目	月 日 曜 術後3日目	月 日 曜 術後4日目	月 日 曜 術後5日目
アウトカム	患者状態	呼吸が安定している 血圧が安定している ドレーン排液の性状に異常がない 創痛がコントロールされている 異常な腹痛がない 水分摂取ができる	高熱がない ドレーンが抜去できる	……………→	発熱がない 食事摂取ができる	鎮痛剤を使わなくても創痛がない……→
	生活動作	離床ができる				
	知識・教育				食事摂取の注意点の理解（少量分割摂取）	
	合併症	無気肺 縫合不全 術後出血がない	……………→	創感染		……………→
	その他					
アセスメント		SpO₂＞95％ 無気肺がない 収縮期血圧 90～180mmHg ドレーン排液が膿血性でない 術後疼痛の緩和	体温＜38.5℃	創の発赤、浸出液がない ……………→	嘔気・嘔吐がない 腹痛・腹満がない 体温＜37.5℃ 食事摂取の注意点を言える	……→
タスク	検査	採血 胸部X線		採血		
	処置	酸素吸入中止 心電図モニター除去 胃管抜去 包交　創被覆材貼付 閉鎖ドレーンの刺入部はガーゼ被覆 バイタルサイン 4時間毎	排尿カテーテル抜去 …………→ ドレーン抜去 バイタルサイン 8時間毎	蓄尿終了 Epi抜去 バイタルサイン 2検　14時　19時		……………→
	薬剤	休薬の再開 （抗凝固薬は除く）			ガストロピロール®2g開始	朝　点滴抜去
	食事	朝から飲水可			食事開始 昼：3分粥（分割食）	昼：5分粥（分割食）
	活動・清潔	歩行可			シャワー可	入浴可
	教育指導			食事指導		
	その他					

備考

II. 手術の実際

II．手術の実際

1．体位と術者位置

　腹腔鏡下手術において，重力を利用した臓器の伸展がしばしば利用される．それゆえ，開腹手術のとき以上に体位が重要である．

　腹腔鏡下胃切除術の体位には，**図2a, b**のごとく，仰臥位と開脚仰臥位の2種類が頻用されている．仰臥位では，原則的に術者は患者右側に立ち，スコピストは術者の尾側に立つ．一方，開脚仰臥位では，術者は患者右側に立ち，スコピストは開脚の間に立つ．幽門上および幽門下の操作の際には，術者が患者左側に移動すると操作しやすいこともある．それゆえ，モニターは図のごとく患者頭側の両側に設置することが望ましい．

　腹腔鏡下操作においては，頭側挙上位とする．腹腔内左側の操作には患者をやや右側に傾け，腹腔内右側の操作には左側に傾けることを基本としている．また，血栓の形成予防として術中は下肢に下肢間欠的陽圧加圧装置を巻くことが重要である．

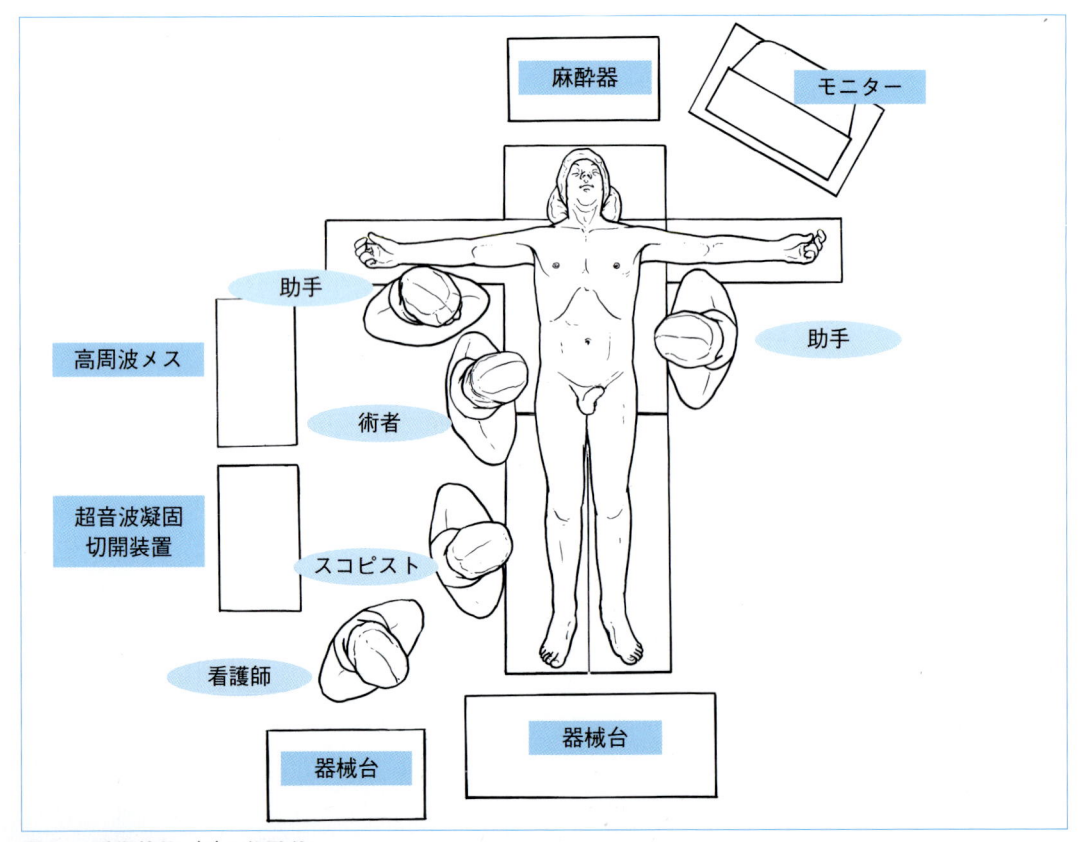

図2a．手術体位（1）：仰臥位

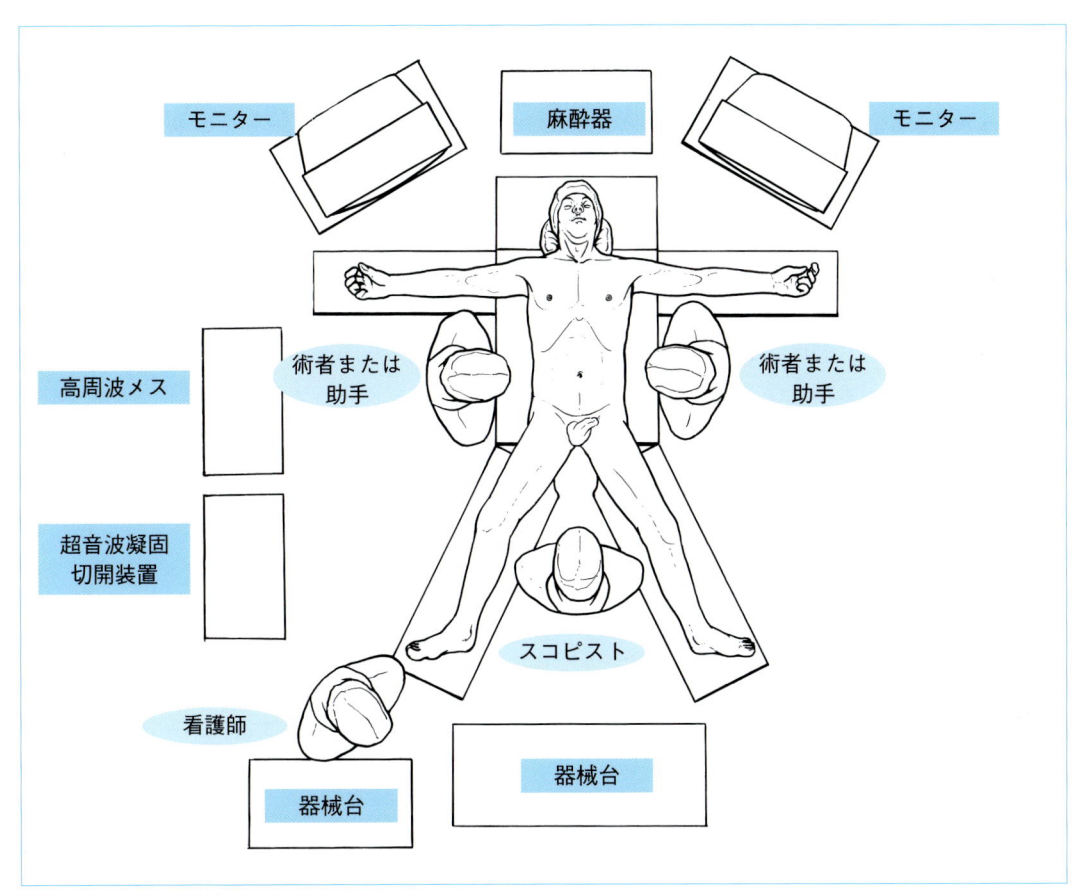

図2b. 手術体位（2）：開脚仰臥位

2．腹腔鏡挿入

　腹腔鏡の挿入は原則としてopen法を用いる。まず，臍下部に約1cmの皮膚切開をおく。切開は，臍の外縁に沿って弧状に作成し，白線と腹膜を切開する。両側の腹膜と腹直筋膜に支持糸をかけ，ハッソン型トロッカーを腹腔内に挿入，支持糸にて固定する（**図3**）。気腹作成には，open法以外に気腹針にて行う穿刺法があるが，盲目的に気腹針を刺すため合併症を生じることがあり，推奨できない。気腹チューブをハッソン型トロッカーに接続し，低流量にて気腹する。最初から急速に気腹すると，横隔膜の急激な伸展に伴う肩部痛を術後訴えることがある。

　腹腔鏡は，斜視型やフレキシブル型などが使用される。腹腔鏡を挿入し，胃病変部・肝表面・ダグラス窩・腹膜などを観察し，腹腔鏡診断を行っておく。

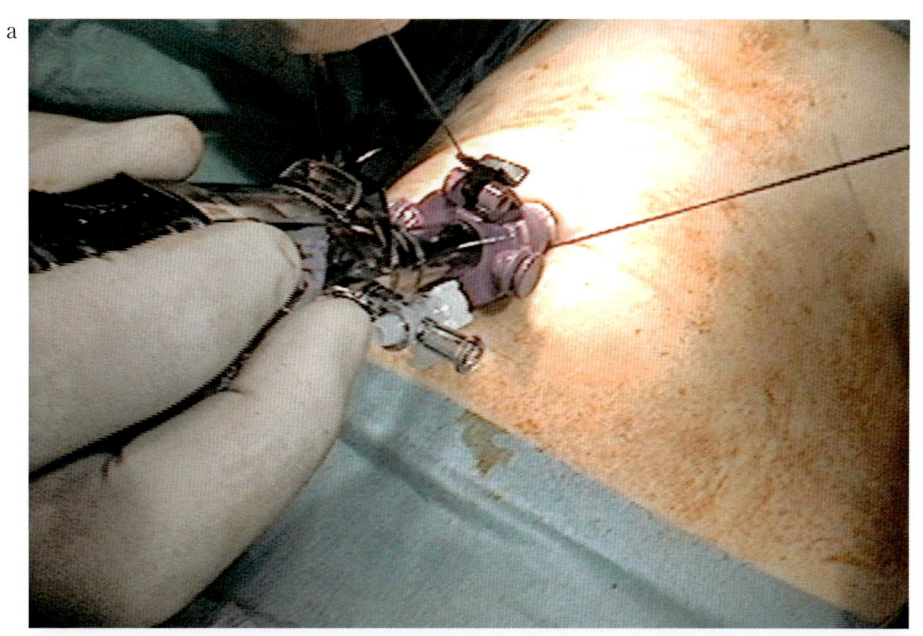

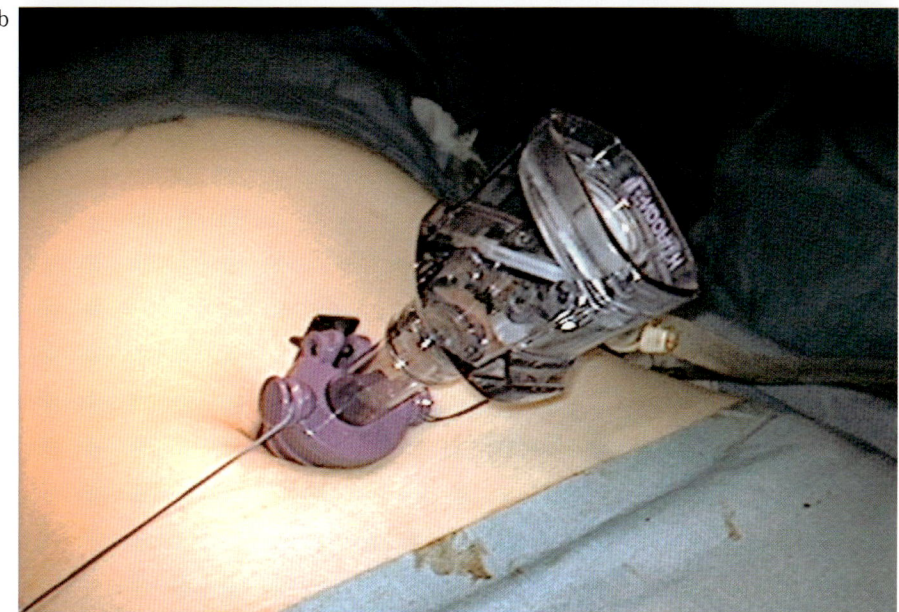

図3. ハッソン型トロッカーの留置
open法にてハッソン型トロッカーを挿入する
a:ハッソン型トロッカーの固定，b:ハッソン型トロッカーの挿入完了時

3．操作用トロッカー挿入（挿入位置と挿入法）

　腹腔鏡下手術は，鉗子の自由度が乏しいため，操作用鉗子を挿入するトロッカーの位置が重要である．トロッカーの基本的な位置は，操作部位を頂点とする二等辺三角形の底辺の2頂点に位置することが望ましく，その間にカメラが位置することを原則とする．

　D1+αのリンパ節郭清においては，**図4a**のごとく直線上の4カ所にトロッカーを挿入する．この際，通常真ん中の2本のトロッカーを術者用としている．一方，D1+βやD2のリンパ節郭清においては，総肝動脈や脾動脈周囲のリンパ節郭清を行うため，動脈と平行方向の鉗子操作が必要である．**図4b**のように左右の腹壁に縦に2本のトロッカーを挿入する．患者の右側の操作では，術者は患者左側に位置し，左側の2本のトロッカーを使用する．また，患者の左側の操作では患者右側に位置し，右側2本のトロッカーを使用する．

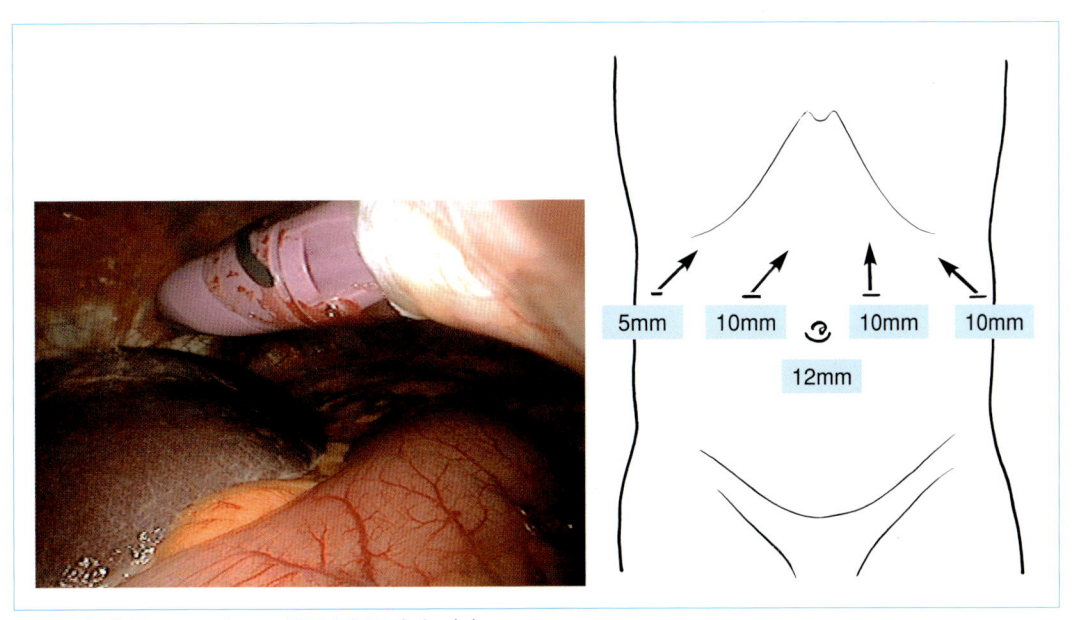

図4a. 操作用トロッカーの位置と挿入方向（1）
トロッカーを腹壁に垂直に挿入し，先端が腹腔内に出た後，図のような食道胃接合部の方向に向け挿入する

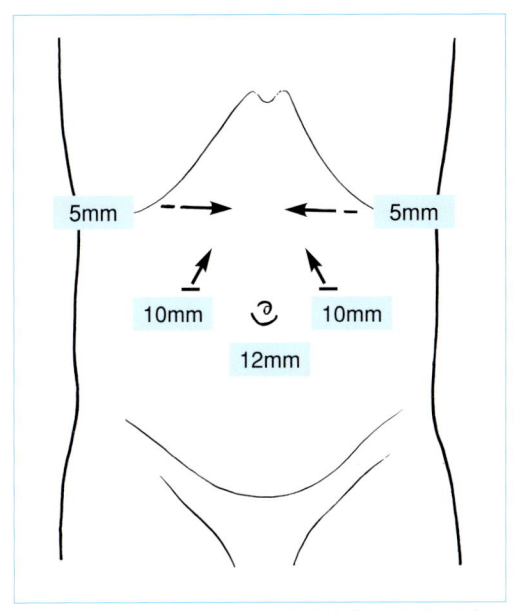

図4b. 操作用トロッカーの位置と挿入方向（2）
トロッカーを腹壁に垂直に挿入し，先端が腹腔内に出た後，図のような方向に向け挿入する

4．胃切除のための術野展開

　腹腔鏡下手術は，腹腔鏡のモニター観察下に長い鉗子操作で行われる。腹腔鏡は方向性に限度があり，鉗子操作にも自由度に制限がある。それゆえ，腹腔鏡下胃切除術においても重要なことは，良好な術野の確保である。術野展開は，助手鉗子と術者左手鉗子によって行われる。術野展開のコツは，操作している場所を伸展させることである。すなわち，大網や小網のような膜構造物は，**図5a**のように助手と術者の左手鉗子によって伸展させる。また，右胃大網動静脈や左胃動静脈の処理では，**図5b**のように血管を垂直方向に伸展させると操作が容易となる。このような術野展開に際して重要なことは，操作を行っている場所の近くを把持するということである。腹腔鏡下手術では伸展に要する力の程度の把握が難しく，伸展操作に伴う組織損傷を引き起こし，出血させることがある。

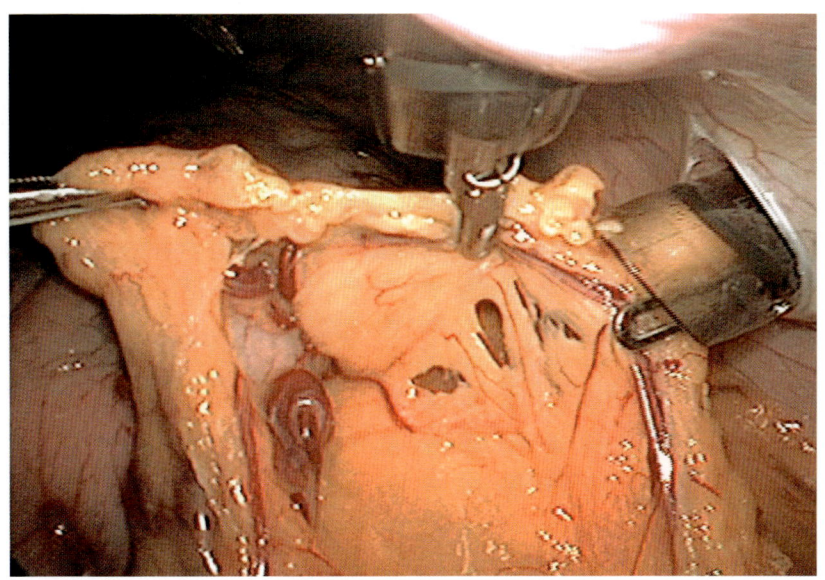

図5a. 術野の展開（1）：膜構造物の切離
術者左手鉗子と助手鉗子にて膜構造を構成する

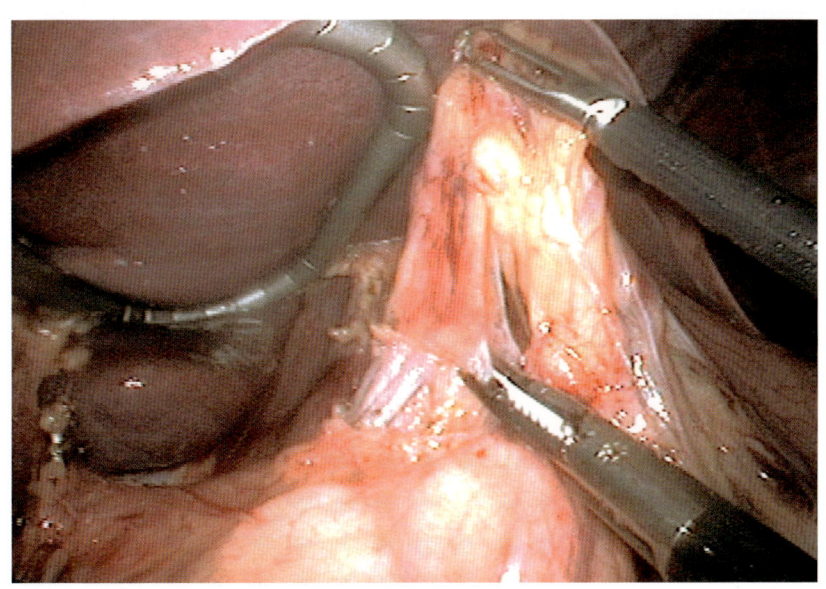

図5b. 術野の展開（2）：主要血管の処理
術者左手鉗子と助手鉗子にて処理すべき血管を垂直に伸展させる

5．胃切除のための基本鉗子操作

　腹腔鏡下胃切除において，腹腔鏡下の剝離操作と切離操作が重要である。腹腔鏡下剝離操作は開腹手術と同様に剝離鉗子で行われるべきであり，機器の出し入れが煩雑になるからといって超音波凝固切開装置などで代行すべきではない。超音波凝固切開装置は片開きであり，active bladeで組織損傷を生じる可能性があるからである。鉗子の基本操作には**図6a**のような方法がある。これらの基本手技を生かした剝離操作を行う必要がある。腹腔鏡下手術においても，その剝離操作の多くは，次の切離操作のために行われる。すなわち，超音波凝固切開装置のbladeが挿入可能な剝離で十分であり，剝離は最小幅で行うことが望ましい。とくに両開きによる剝離操作においては，出血予防を心がけた剝離方向と剝離幅の選択が必要である（**図6b**）。

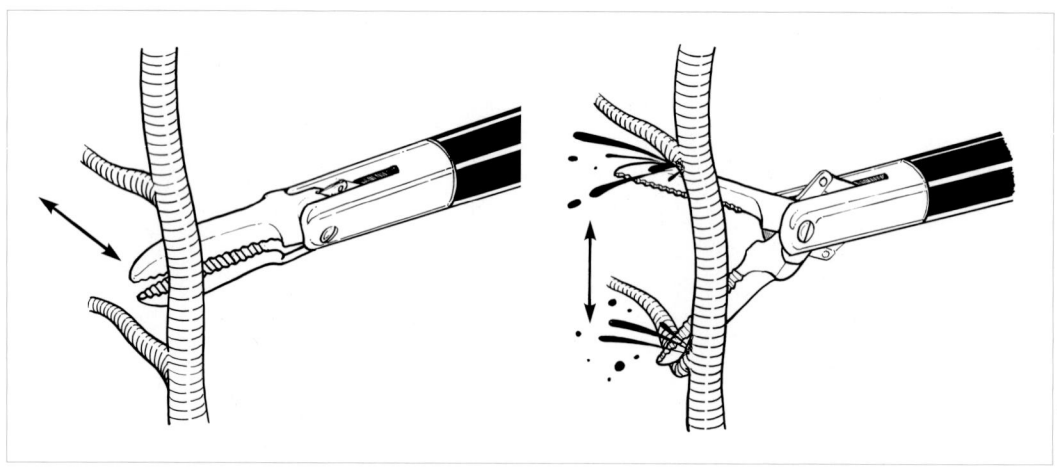

図6b．基本鉗子操作の注意点
剝離鉗子を使用する際は，剝離方向と剝離幅に注意する

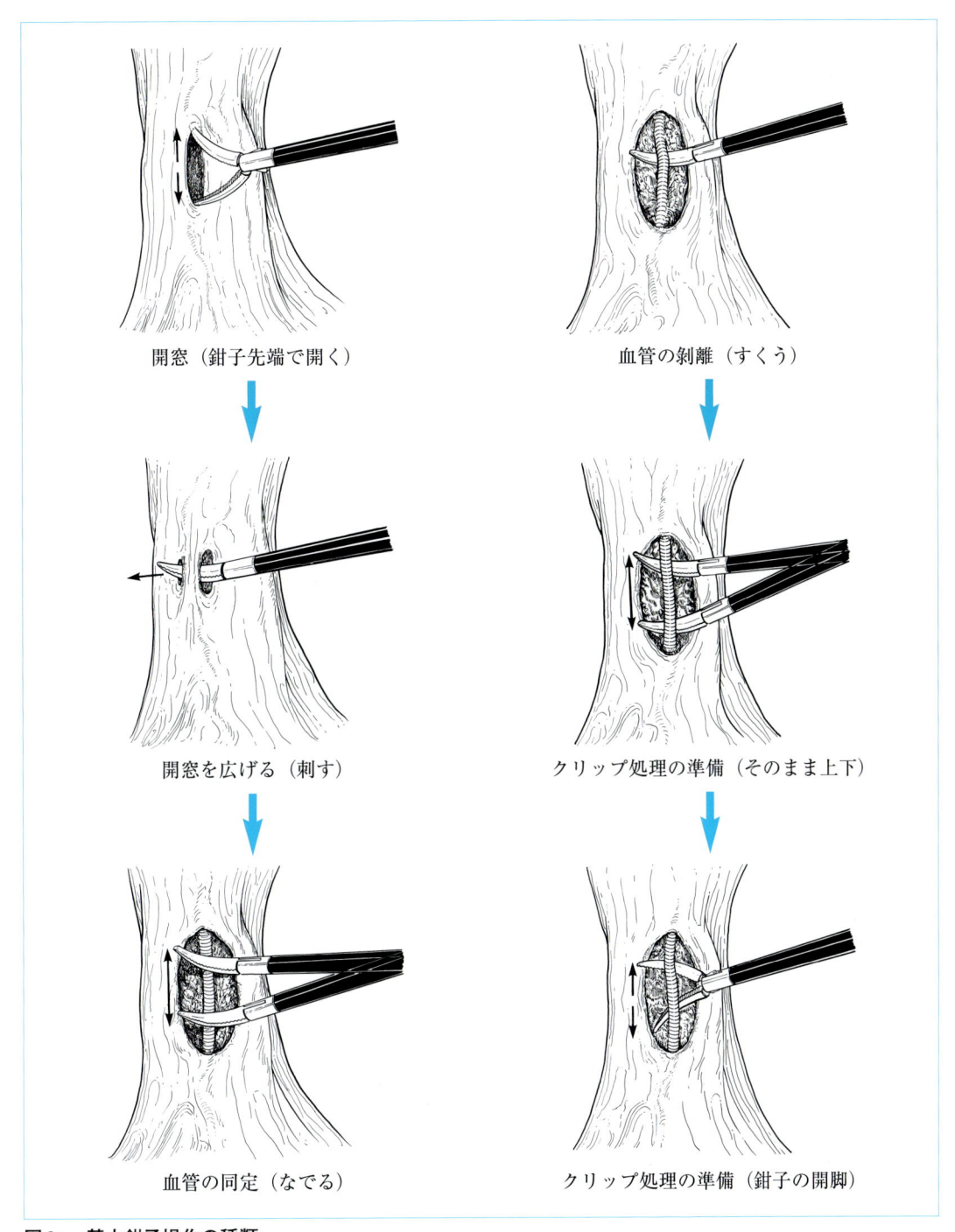

開窓(鉗子先端で開く)	血管の剥離(すくう)
↓	↓
開窓を広げる(刺す)	クリップ処理の準備(そのまま上下)
↓	↓
血管の同定(なでる)	クリップ処理の準備(鉗子の開脚)

図6a. 基本鉗子操作の種類

6．超音波凝固切開装置の基本操作

　腹腔鏡下胃切除術において，欠かすことのできない組織の切離装置である。23.5〜55.5kHzの超音波振動のエネルギーを利用して，コラーゲンを変性させ切離する装置である。そのため，コラーゲンの豊富な組織や動脈に対して有用であるものの，静脈などの結合組織の少ないものには注意が必要である。一般に頻用されているものは，**図7a**のような片側にactive bladeを有する型の超音波凝固切開装置である。**図7b**のごとくactive bladeの先端を観察できる状態で使用することが望ましい。やむなく，組織内にactive bladeを挿入して使用するときには，少しずつ切離することを心がける。とくにactive bladeの先端からのキャビテーションによる組織損傷や周囲の熱損傷に十分注意した操作を行うことが重要である。近年，**図7c**のような血管シーリングシステムも開発されており，脂肪の厚い組織や太めの血管処理に有用である。

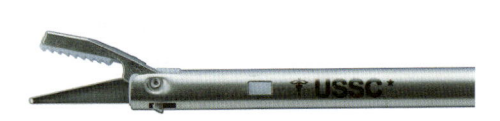

提供：タイコヘルスケア（株）

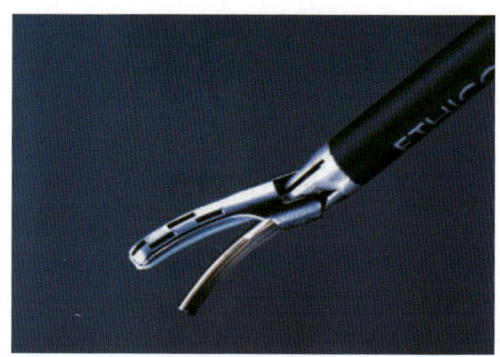

提供：ジョンソン・エンド・ジョンソン（株）

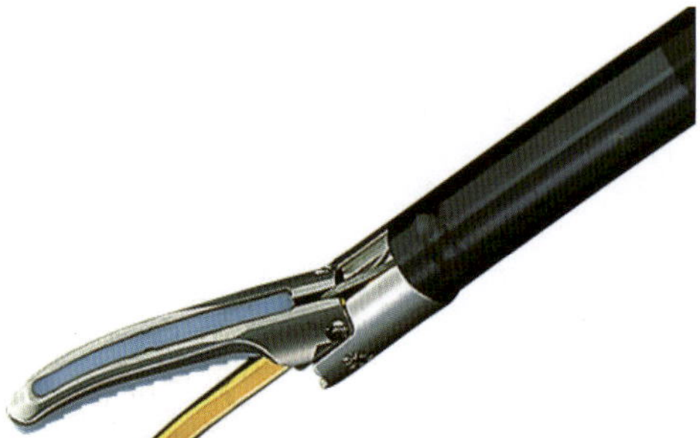

提供：オリンパス（株）

図7a．超音波凝固切開装置

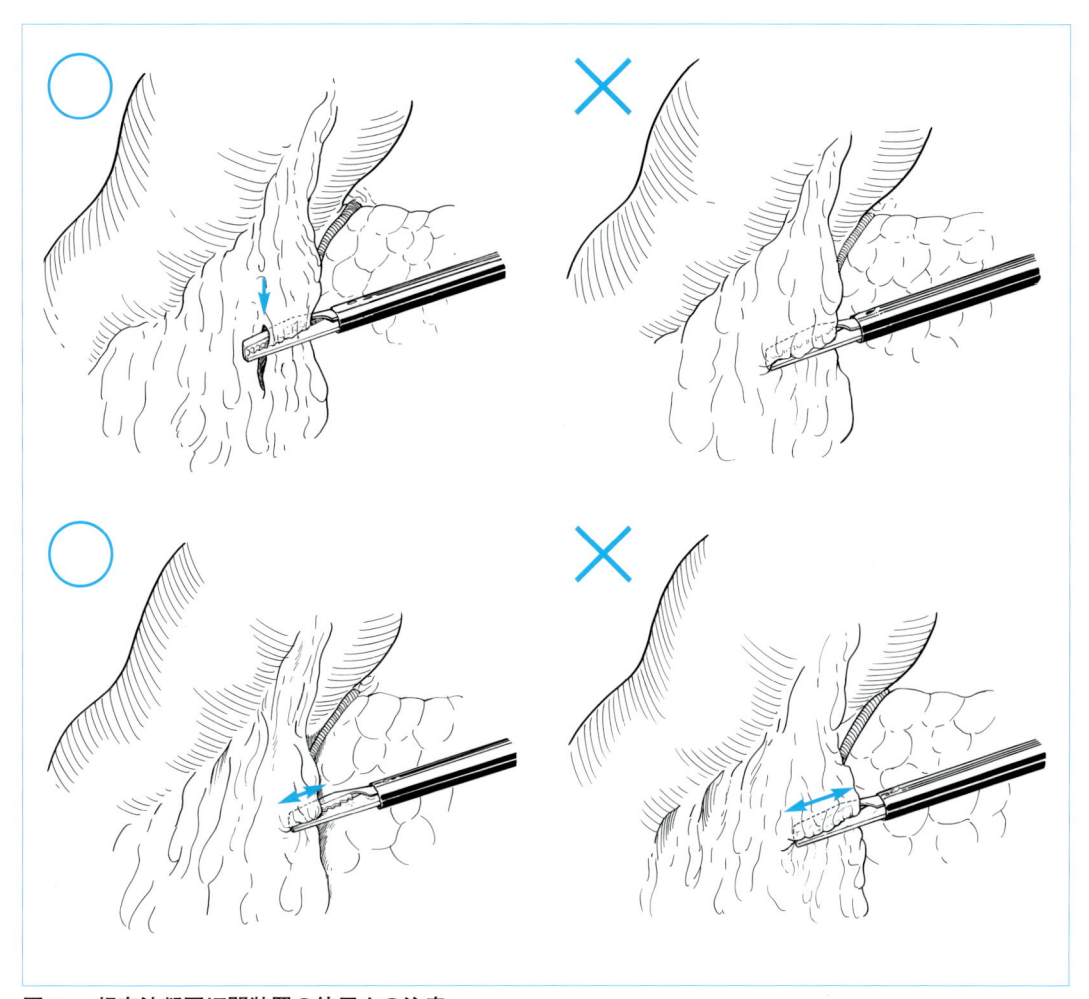

図7b. 超音波凝固切開装置の使用上の注意

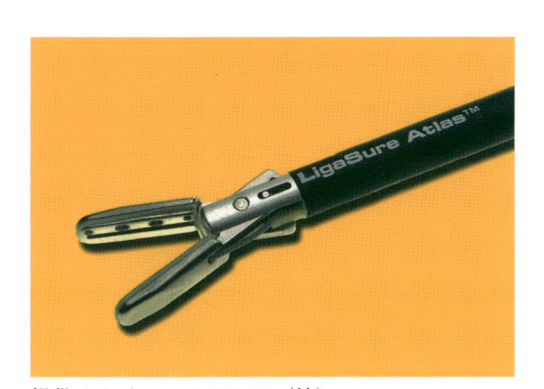

提供：タイコヘルスケア（株）
図7c. 血管シーリングシステム

7．出血回避の操作と手術手順

　腹腔鏡下胃切除術においてもっとも大切なことは，出血のない手術を常に心がけて進めることである．術野に血液が存在すると，たとえ少量といえども術野の妨げになり，臓器損傷など他の偶発症の原因となる．**表7**に術中出血の原因と，その予防法についてまとめた．出血回避の基本手技としては，鉗子や超音波凝固切開装置の使用法が大切であり，習熟する必要がある．また，実際の胃切除においては，解剖学的に血管のない層や血管の存在位置を意識した剥離操作が求められる．そういう点において，従来の開腹手術以上の配慮が術中に求められる．**図8**に腹腔鏡下胃切除術の手順をまとめた．操作の手順は開腹下手術と同様であるものの，助手やスコピストとの協調操作による術野展開に習熟しておく必要がある．

表7．出血回避の操作

基本手技		
	鉗子による操作	
		把持による損傷……………………鉗子の選択・把持力
		張力による損傷……………………助手と術者の左手鉗子による組織伸展損傷に注意
		剥離操作時の損傷 …………………剥離鉗子の剥離方向・剥離幅
	超音波凝固切開装置	
		キャビテーション…………………active bladeの方向
		機械的損傷…………………………小さな血管の枝の多い場所での剥離操作は鉗子を使用
胃切除時の手技		
	生理的癒合場所にて剥離する…………膵頭部前面（No.6リンパ節郭清）	
	無血管野にて剥離を始める……………右胃動静脈の処理	
	血管の存在位置を意識する……………左胃大網動静脈，左胃動脈	
	枝の出る方向を意識する………………No.14vリンパ節郭清，胃十二指腸動脈	
	血管の亜型を意識する…………………左胃動脈，噴門胃底枝	
	リンパ節の流入血管の特性 …………扁平な組織の辺縁	

Ⅱ．手術の実際

腹腔鏡下操作
　①大網左側切離（No.4d, 4sbリンパ節郭清）
　②大網右側切離（No.4dリンパ節郭清）
　③幽門下処理（No.6リンパ節郭清）
　④幽門上処理
　　　十二指腸切離（Roux-en Y吻合時）
　⑤小網切離
　⑥右胃動静脈切離（No.5リンパ節郭清）
　⑦No.12aリンパ節郭清
　⑧横隔膜右脚上縁切開
　⑨8a, 9リンパ節郭清
　⑩左胃静脈切離
　⑪左胃動脈切離（No.7リンパ節郭清）
　⑫胃上部後壁処理
　⑬No.1, 3リンパ節郭清

小開腹（5cm）
小開腹創からの操作
　Billroth-I吻合（手縫い，器械）またはRoux-en Y吻合

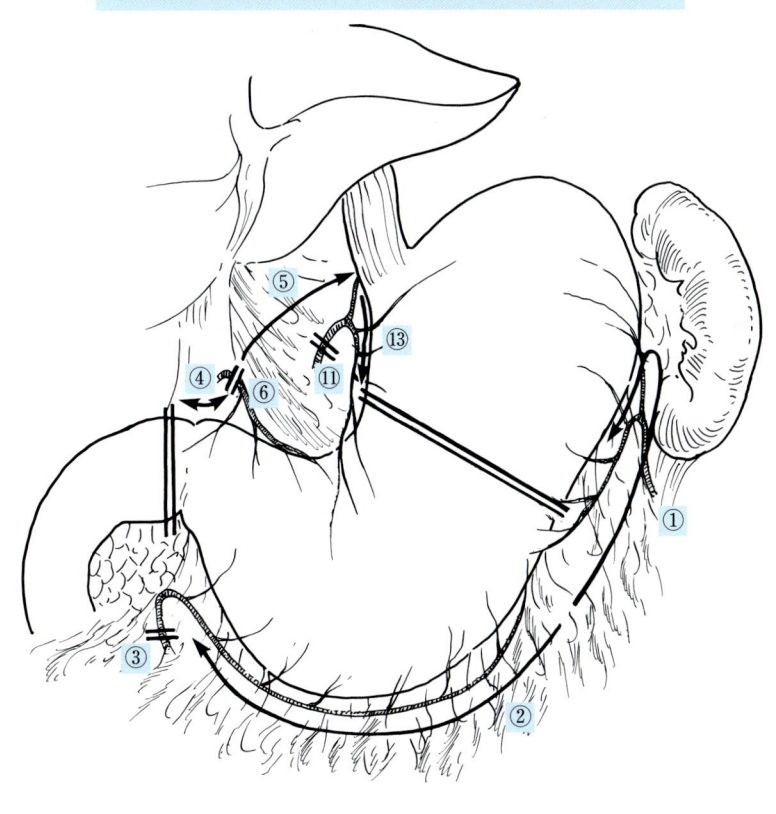

図8．手術の手順

8．大網切離（把持の手順と切離法）

　大網の切離は，網嚢を開くことから始める。図9aのごとく，助手が胃体部前壁大彎側の胃壁を把持し腹壁側に吊り上げると大網がテント上に伸展する。胃大網動脈から十分離れた場所を超音波凝固切開装置にて切離し，網嚢を開放する。次に大網左側を助手との共同操作にて脾臓の下極付近まで切離し，左胃大網動静脈の同定を行う（次項）。大網切離のコツは，術者がまず超音波凝固切開装置にて切離したい部位を把持し，その近傍を術者左手鉗子と助手鉗子にて把持し，膜を形成するという手順を踏むことである。

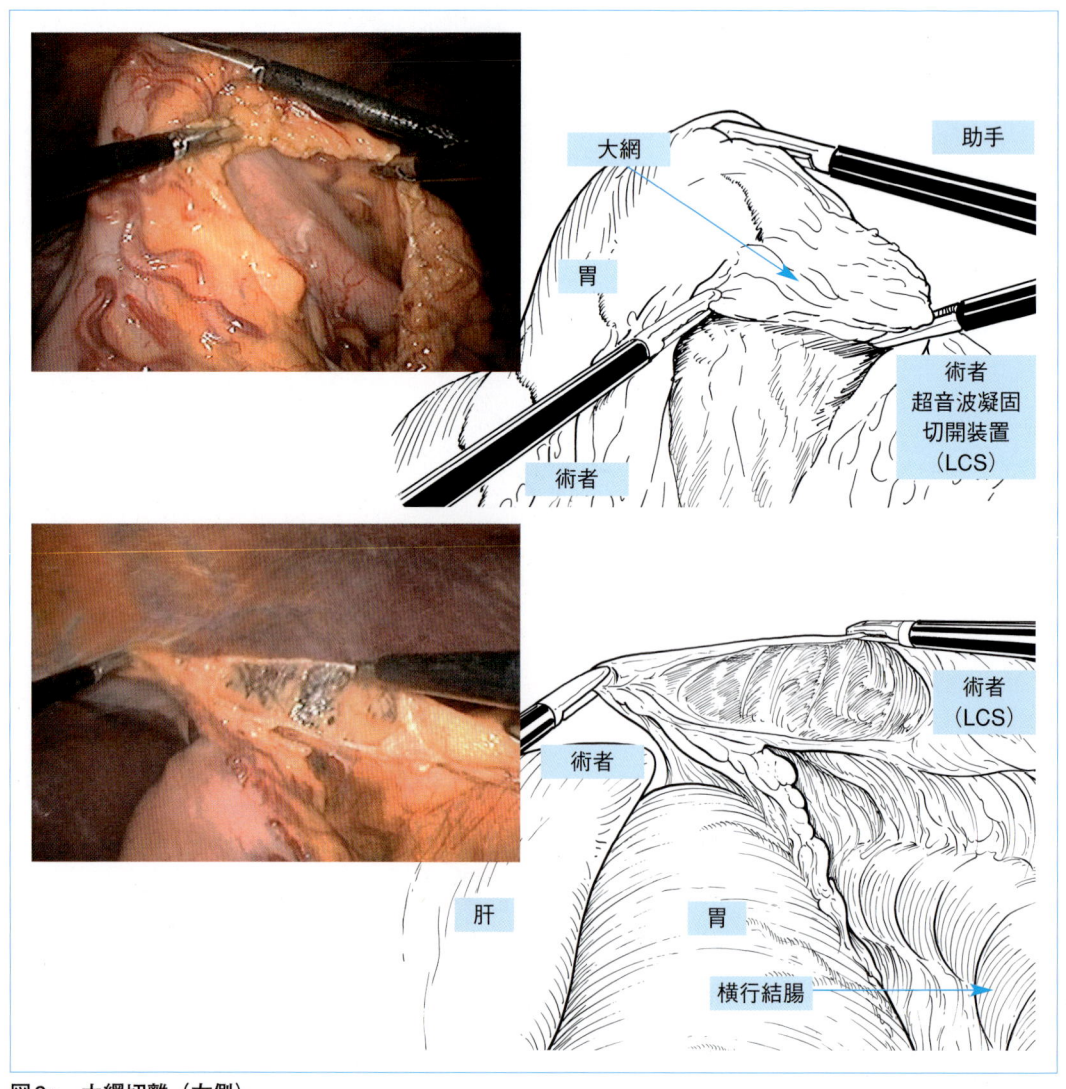

図9a．大網切離（左側）
〈術野のとりかた〉助手鉗子：胃前壁（上）または大網の術者把持の対側（下）を把持する。術者左手鉗子：大網切離部の近傍を把持する

つぎに，**図9b**のごとく助手鉗子にて胃幽門後壁を把持し，腹壁側に挙上して大網をテント状にし，幽門下まで切離する。この際，鉗子を用いて結腸間膜前葉と後葉との間の層を確認し，間膜に穴をあけないように注意する。また，横行結腸の損傷には十分注意する。

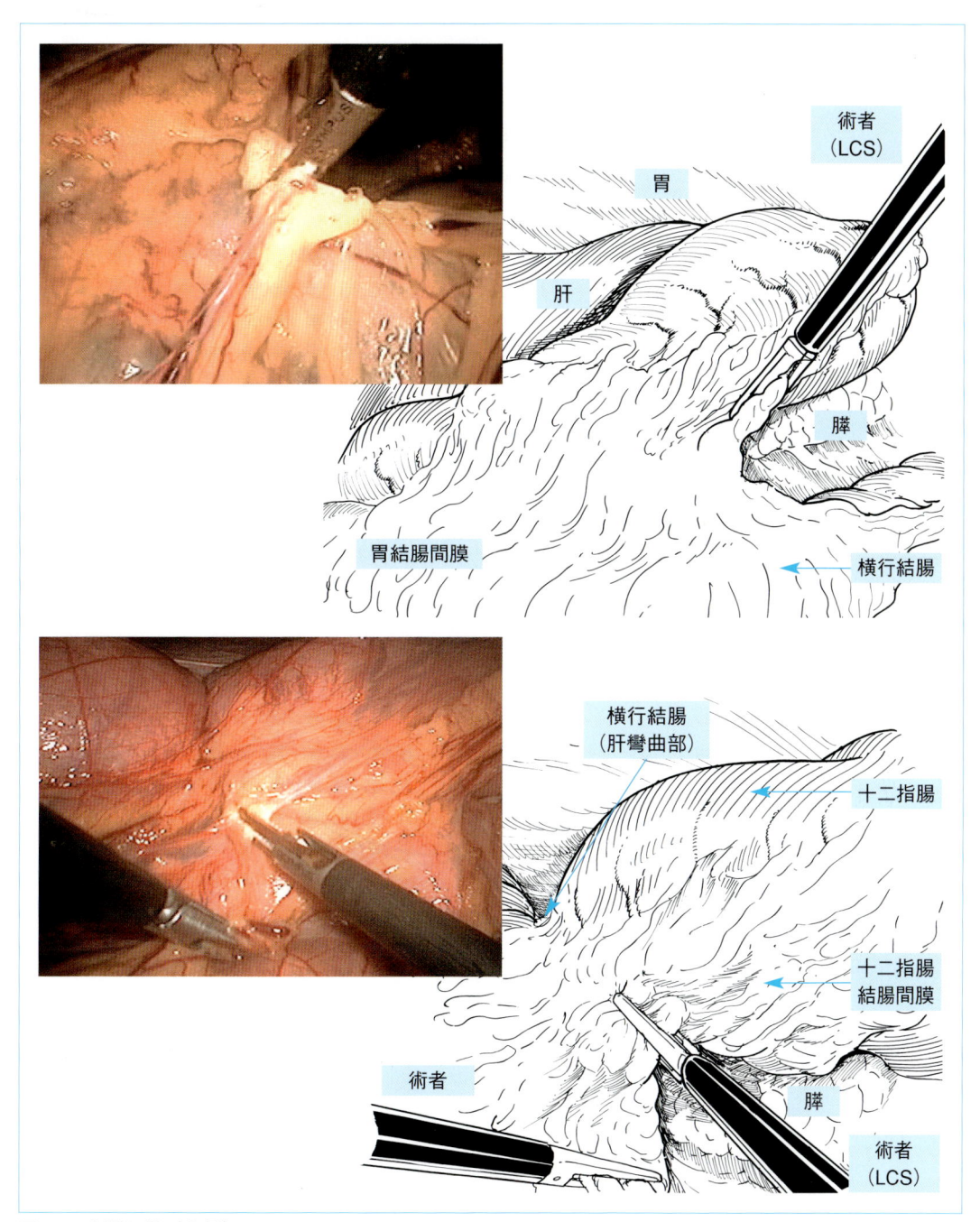

図9b. 大網切離（右側）
〈術野のとりかた〉助手鉗子：胃後壁大彎側を把持し腹壁側へ挙上する。術者左手鉗子：テント状となった大網の結腸側を把持する

9．左胃大網動静脈の切離

　前項の大網切離の際に，左胃大網動静脈の切離を行う。左胃大網動脈は，脾動脈から分岐して胃結腸間膜内を走行する。その走行位置は，**図10a**のごとく網囊側に位置しているため，網囊側から観察すると腹膜の索状膨隆物として同定される。また，胃脾間膜は複雑に癒合している場合が多く，尾側1/3は厚く肥厚している。このような場合には，網囊の反対側である外側から，1枚ずつ大網を切離していくと左胃大網動静脈の露出を容易に行うことができる。この際，横行結腸の損傷には十分注意する必要がある。動静脈を露出した後，**図10b**のごとくクリップ処理を行い，超音波凝固切開装置にて切離する。また，クリップを使用せず，血管シーリングシステムを用いて処理してもよい。

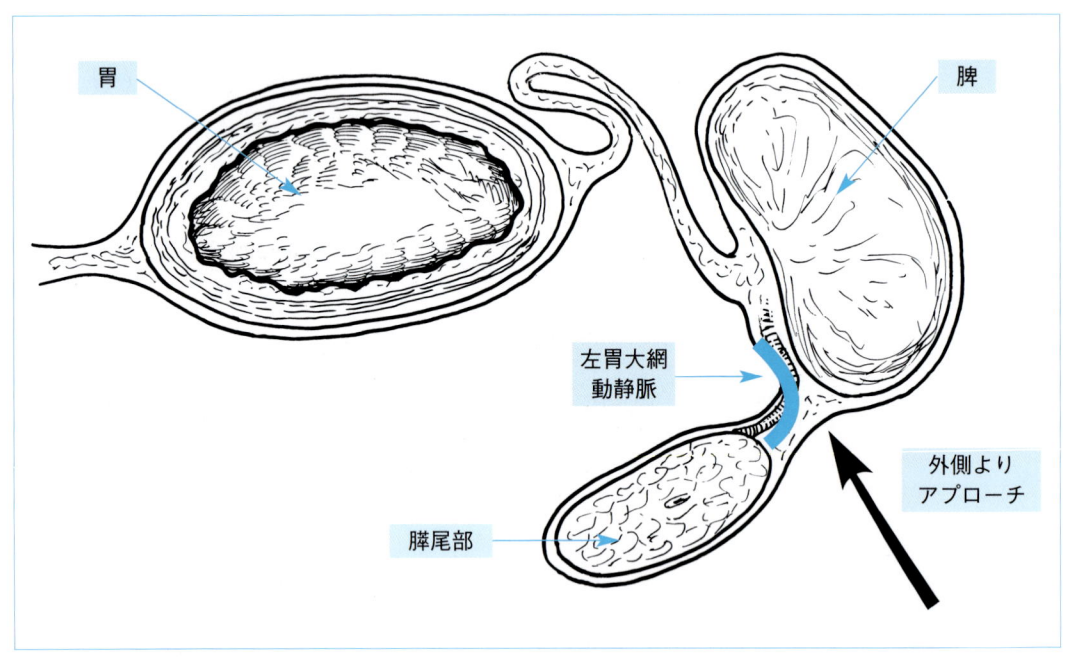

図10a．左胃大網動静脈の位置とアプローチ
左胃大網動静脈は，網囊側に位置する。網囊側からの索状物の同定と外側からの剝離（→）が重要

Ⅱ. 手術の実際

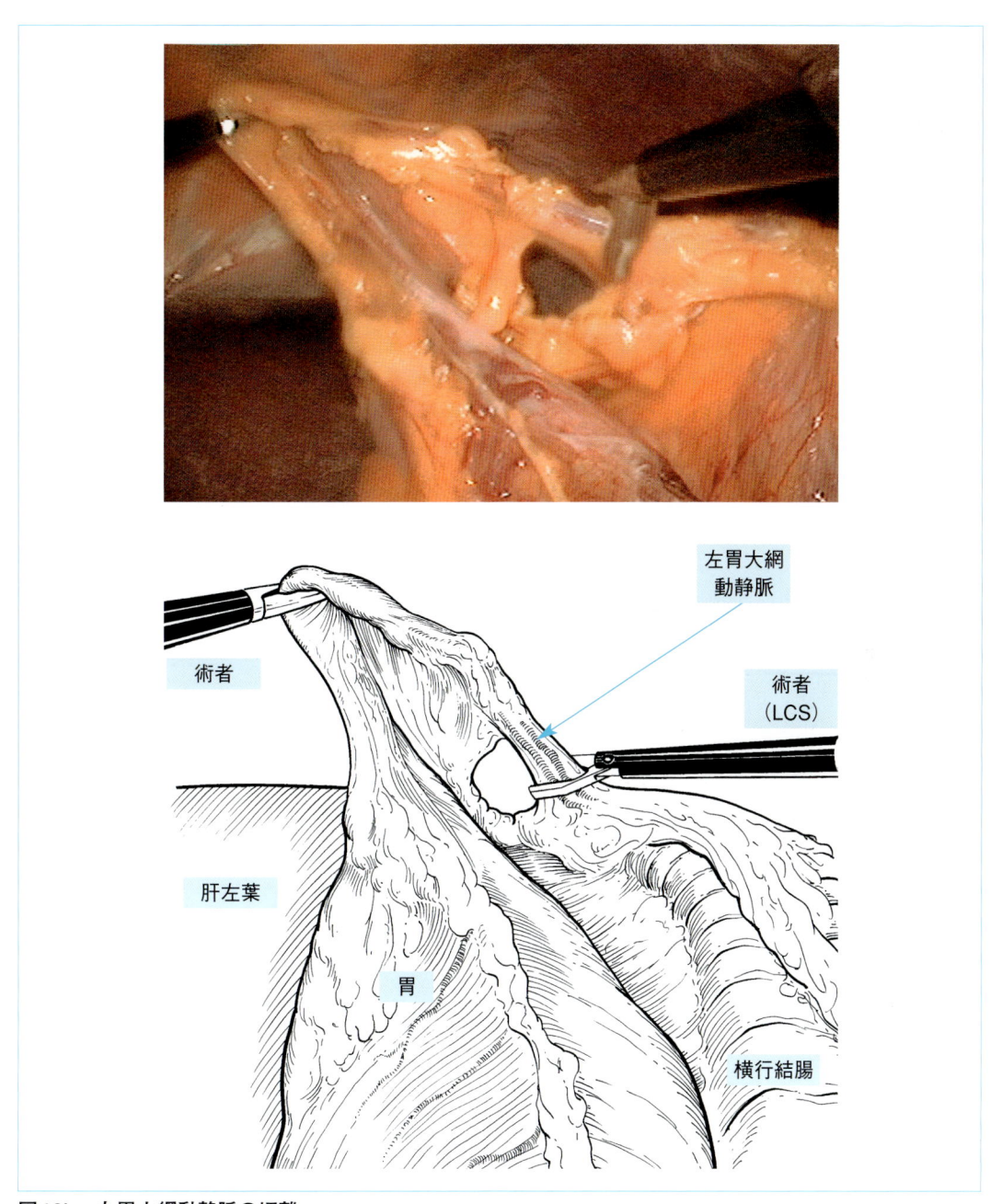

図10b. 左胃大網動静脈の切離
〈術野のとりかた〉助手鉗子：左胃大網動静脈の根部近傍の胃結腸間膜を把持する。術者左手鉗子：胃大彎大網を把持し，左胃大網動脈を伸展する

10. No.4sbリンパ節の郭清

「胃癌取扱い規約（第13版）」によると，「No.4sbとNo.10脾門リンパ節との境界は，左胃大網動脈の胃大彎への第1枝分岐部とする．ただし，第1枝に沿うリンパ節はNo.4sbとする」と規定されている．すなわち，左胃大網動脈の処理は根部で行う必要はない．同血管を処理した後，**図11a**のごとく超音波凝固切開装置を用い，大網切離を脾下極まで延長する．さらに切離線を胃大彎漿膜へと延ばす．脾結腸間膜および胃脾間膜の尾側1/3は，膜構造物の癒合からなるため厚いことが多いので，外側から1枚ずつ剝離していく．**図11b**のごとく，超音波凝固切開装置を用いて，No.4sbを胃壁から剝離し切除胃側に郭清を進めておくと，後の小開腹創からの操作が比較的容易になる．

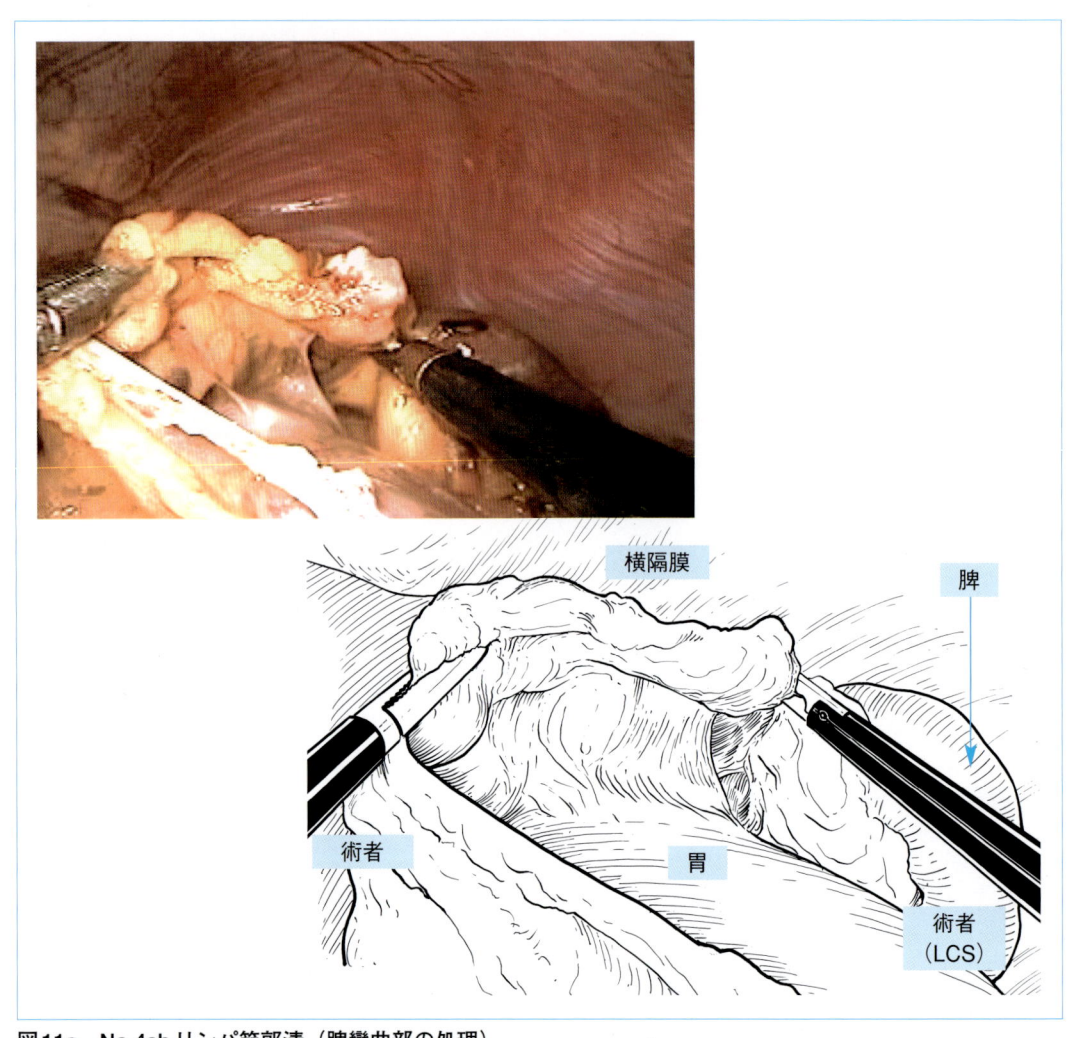

図11a. No.4sbリンパ節郭清（脾彎曲部の処理）
〈術野のとりかた〉助手鉗子：脾下極近傍の脂肪織を把持する．術者左手鉗子：胃大彎側の大網または胃脾間膜を把持し，胃脾間膜を伸展する

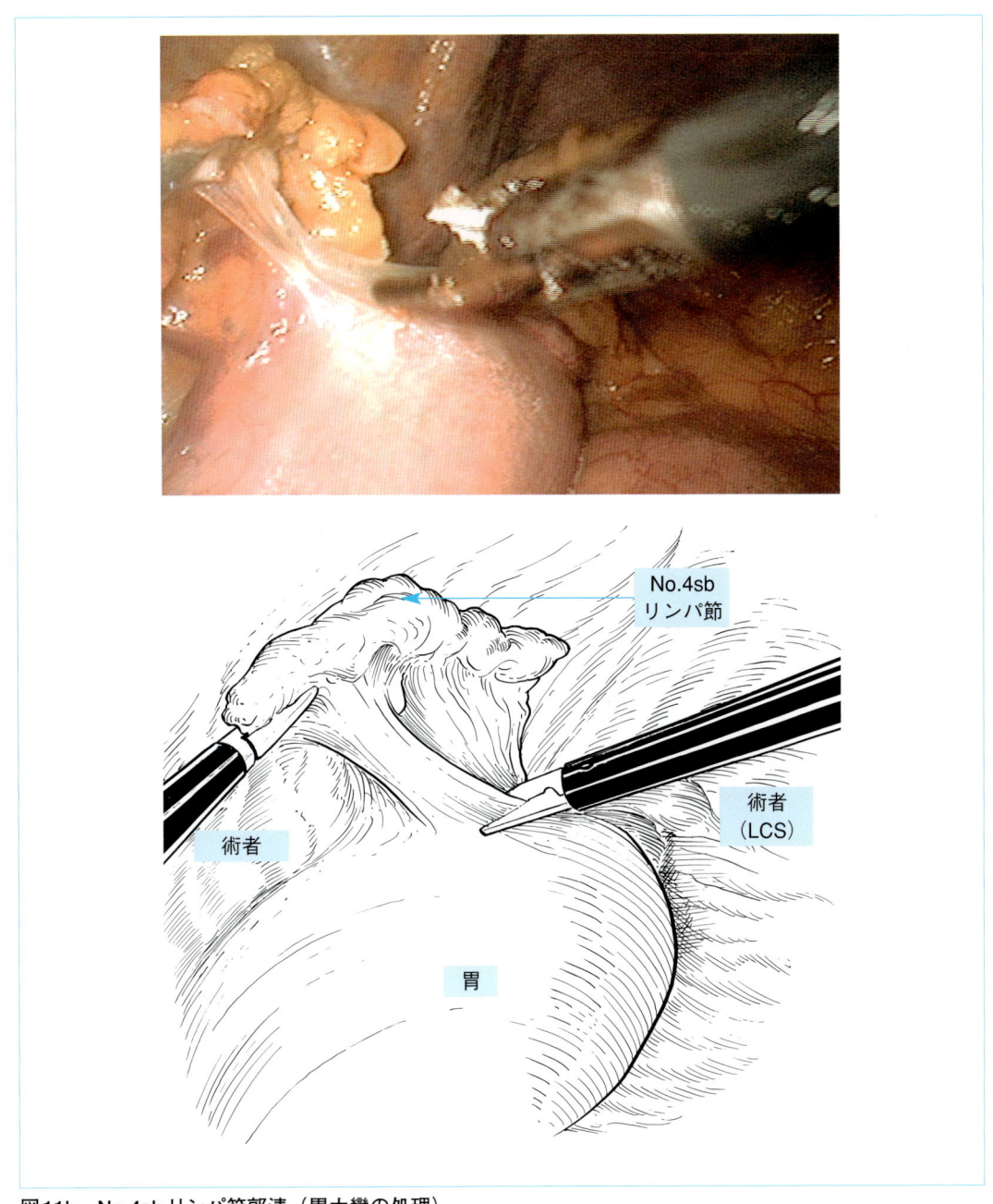

図11b.　No.4sbリンパ節郭清（胃大彎の処理）
〈術野のとりかた〉助手鉗子：胃大彎を把持し，胃を尾側へ牽引する。術者左手鉗子：胃大彎を把持し腹壁側へ挙上する

11. 膵頭部の露出

　助手鉗子を用いて胃角部大彎後壁を把持し，腹壁側に挙上し，胃結腸間膜をテント状に伸展する。術者左手鉗子により，胃結腸間膜を把持しつつ，幽門側に切離を進めると，網嚢の反転部が同定される。剝離鉗子を用いて胃結腸間膜前葉の層を確認し，超音波凝固切開装置を用いて切離を進める（**図12a, b**）。さらに右側へ切離を進め，十二指腸下行脚内側まで切離しておく。この際，大網の右横隔結腸ひだを切除胃側につけるように鉗子を用いて層を確認しながら剝離を進める。

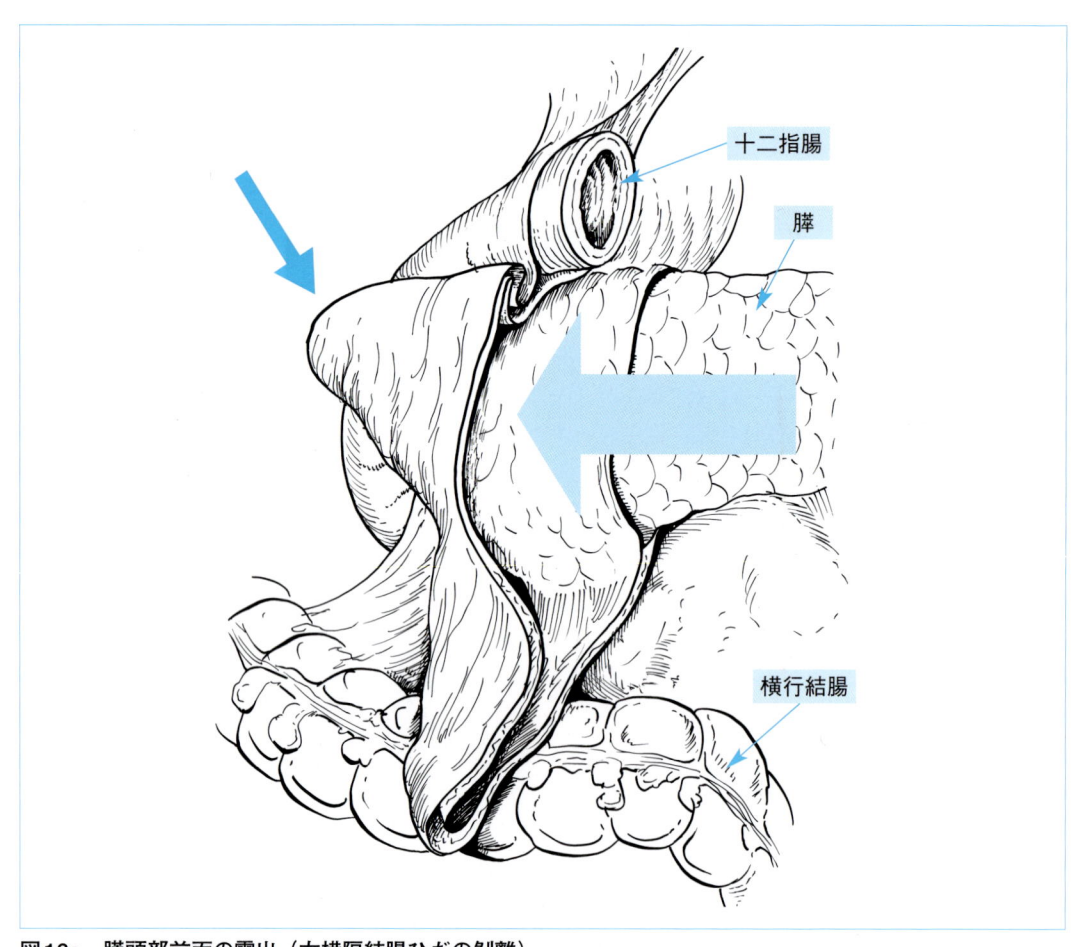

図12a．膵頭部前面の露出（右横隔結腸ひだの剝離）
膵頭部は癒合層（⇨）にて剝離。右横隔結腸ひだ（→）を切除胃側につけるように剝離する
（Perlemuter-Waligoraより引用）

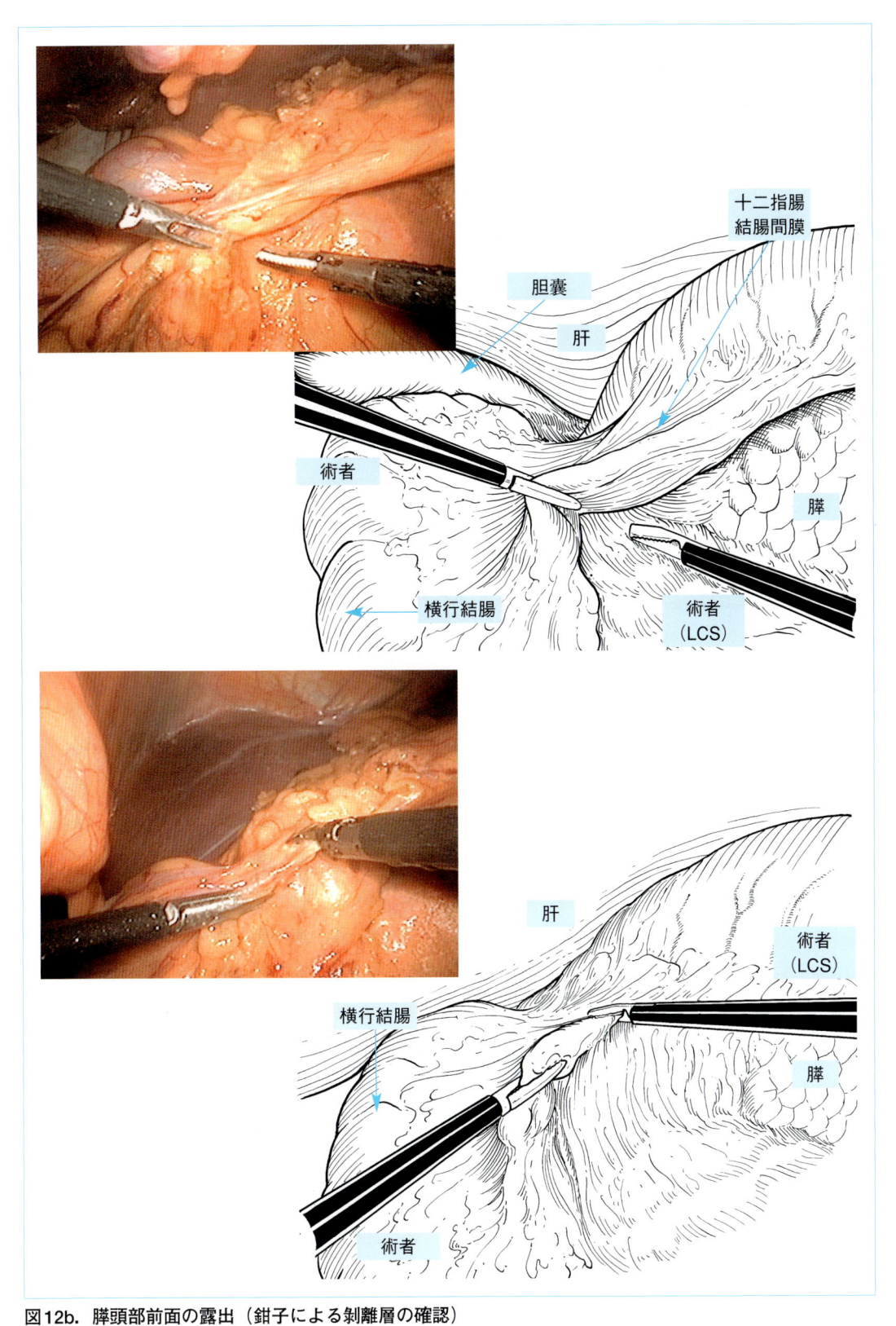

図12b.　膵頭部前面の露出（鉗子による剥離層の確認）
〈術野のとりかた〉助手鉗子：胃幽門部大彎後壁を把持し，腹壁側へ挙上する．術者左手鉗子：十二指腸結腸間膜の結腸側を把持し伸展する

剝離を進めると，**図12c**のごとく膵頭部が露出される。これらの操作において，膵，十二指腸，大腸，胆嚢の損傷に注意する。

つぎに助手鉗子を用いて胃幽門部大彎後壁を把持し，腹壁側に挙上すると幽門下が伸展される。膵頭部と膵下縁および中結腸静脈を意識しながら，**図12c**のごとく右胃大網静脈周囲の脂肪の剝離を進めると，右胃大網静脈と前上膵十二指腸静脈の合流部が同定される（次項に図示）。ここでの注意は，鉗子や超音波凝固切開装置にて膵損傷を生じないようにするという点である。

図12c. 膵頭部前面の露出（右胃大網静脈の根部の同定）
〈術野のとりかた〉助手鉗子：幽門輪近傍大彎後壁を把持し腹壁側へ挙上する。術者左手鉗子：切離部直上の大網を把持し血管を伸展する

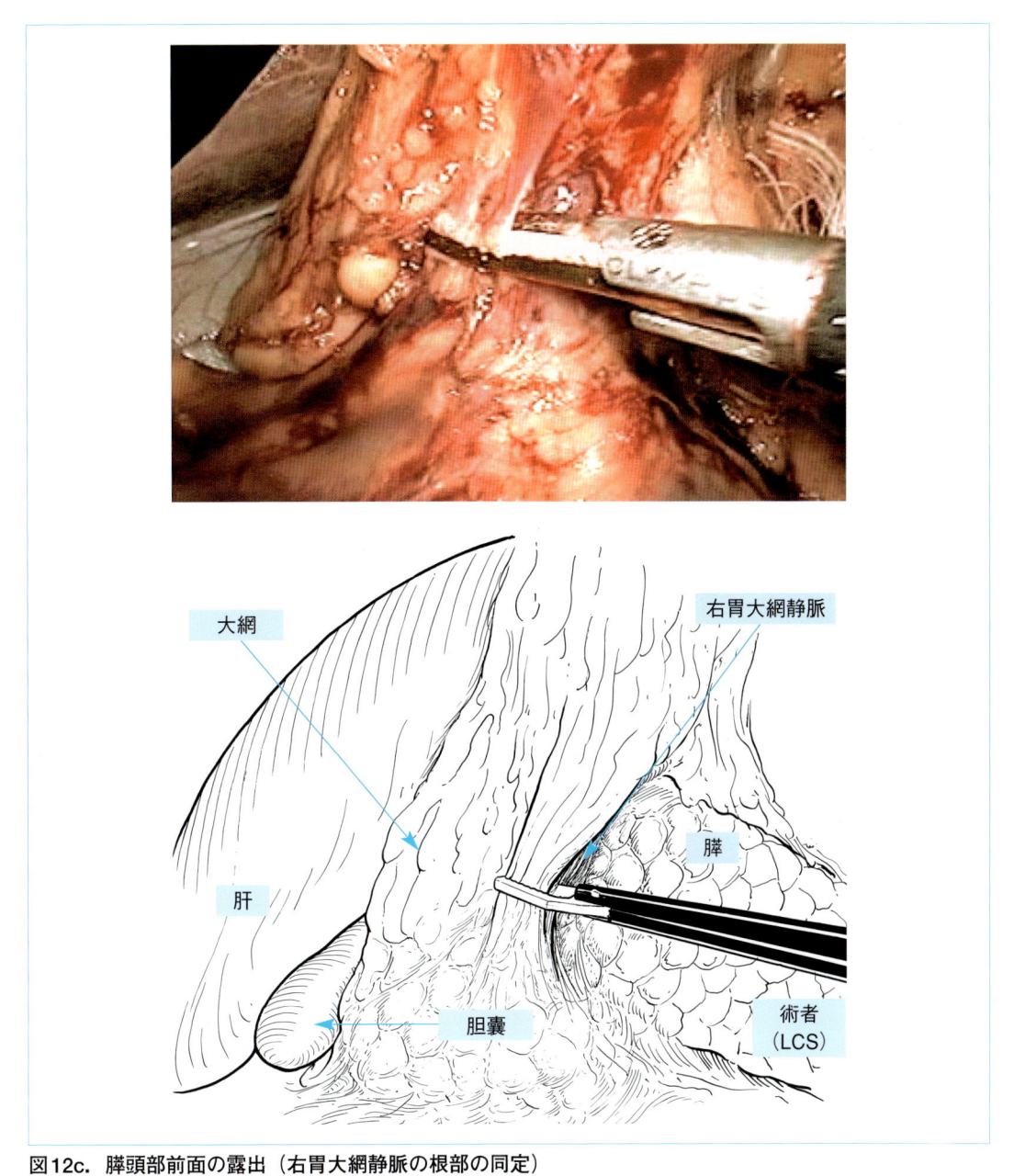

12. 右胃大網静脈の切離

「胃癌取扱い規約」上は，No.6リンパ節は静脈で規定されている．**図13a**のごとく，剥離鉗子による膵損傷に注意しながら，右胃大網静脈の根部を全周性に剥離する．剥離の際，剥離鉗子の先端が膵方向に向かわないように使用することと，剥離はつぎのクリップ操作のためであり必要最小限の剥離幅にとどめることを心がける．クリップ処理を施す予定部の血管を膵から遊離した後，**図13b**のごとく，クリップ処理を中枢側と末梢側に施行した後，超音波凝固切開装置にて切離する．切離に際しては，超音波凝固切開装置のactive bladeが膵組織の反対側にくるように挿入する．万一，膵組織側にくる場合にはactive bladeによる膵損傷に十分注意したい．

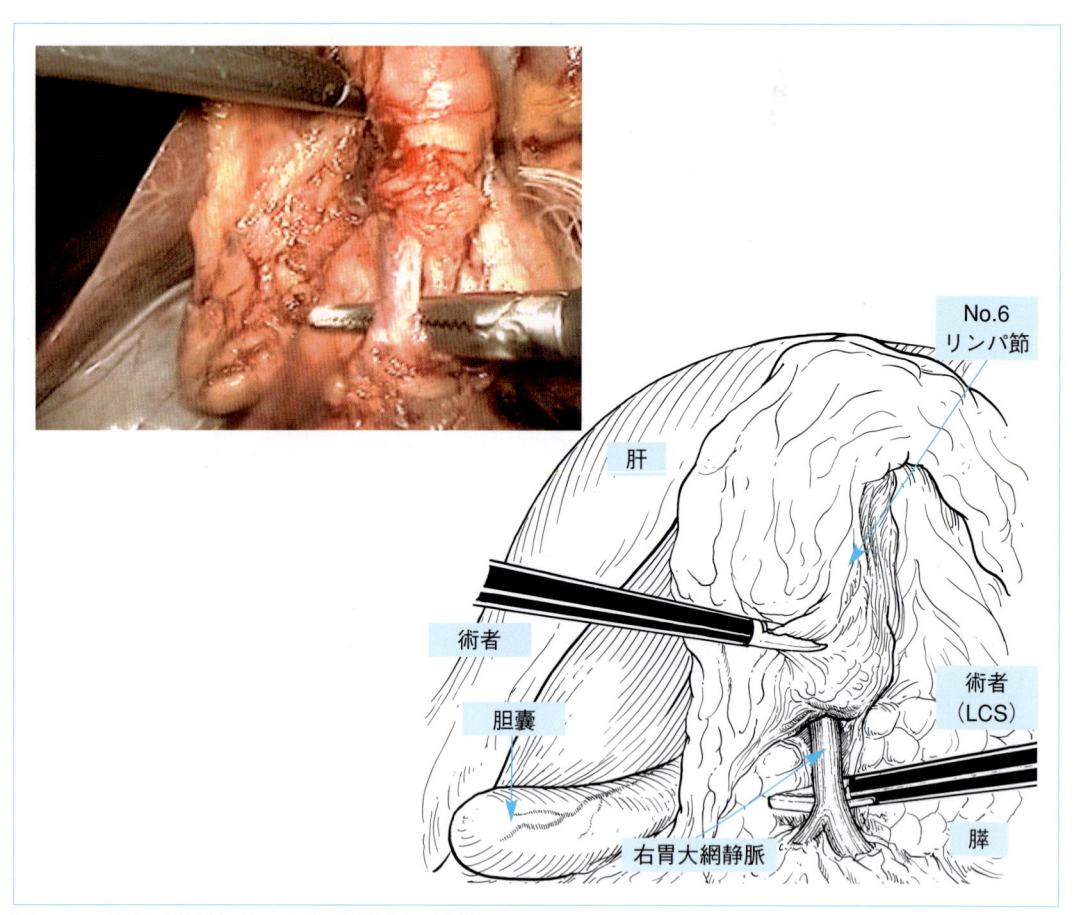

図13a．右胃大網静脈の処理（膵頭部からの剥離）
〈術野のとりかた（前ステップと同様）〉助手鉗子：幽門輪近傍大彎後壁を把持し腹壁側へ挙上する．術者左手鉗子：切離部直上の大網を把持し血管を伸展する

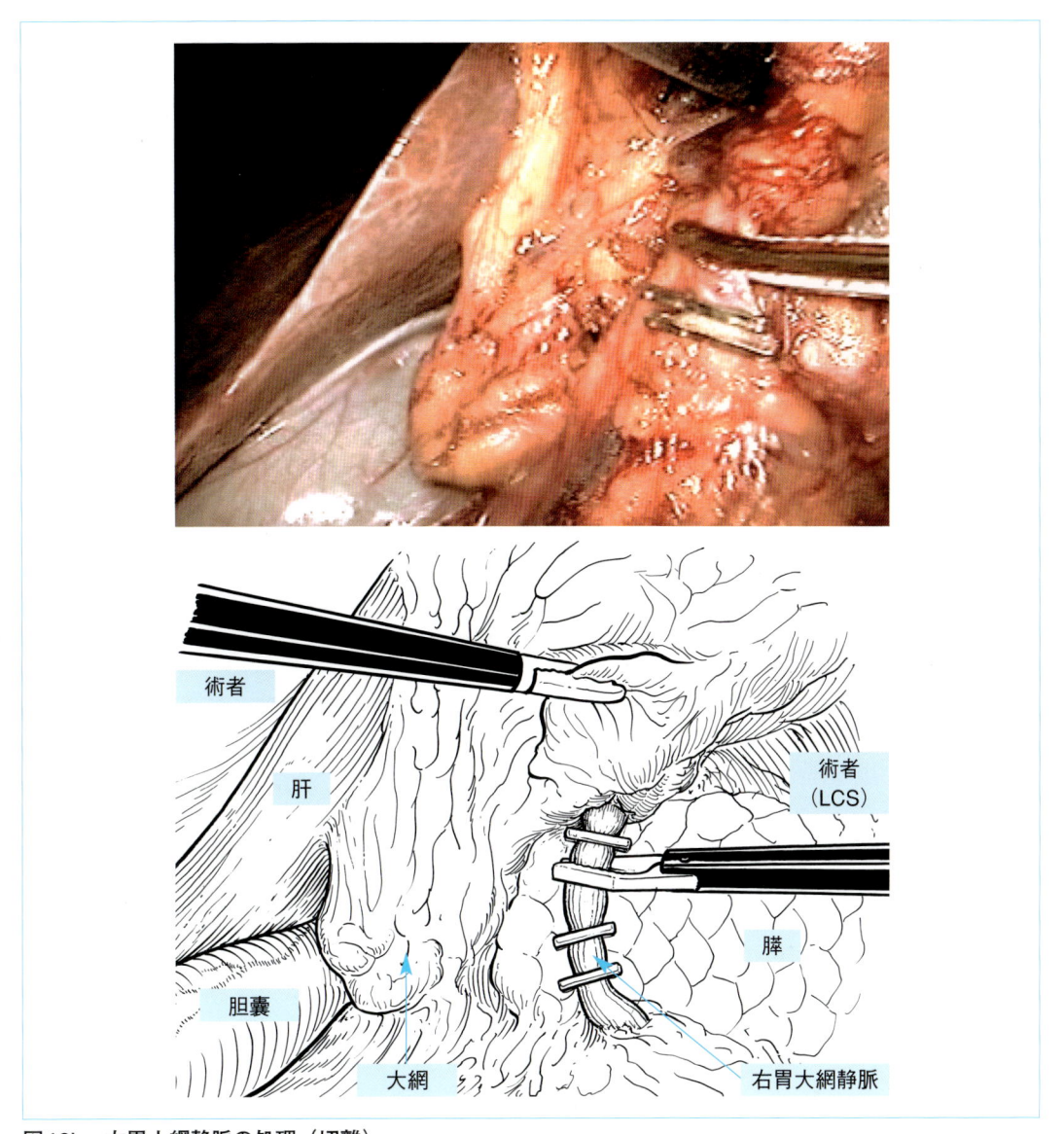

図13b.　右胃大網静脈の処理（切離）
〈術野のとりかた（前ステップと同様）〉助手鉗子：幽門輪近傍大彎後壁を把持し腹壁側へ挙上する。術者左手鉗子：切離部直上の大網を把持し血管を伸展する

13．No.14vリンパ節の郭清

　前項の膵頭部の露出を丁寧に行うと，膵頭部に右胃大網静脈，前上膵十二指腸静脈を認める．また，胃幽門部を腹壁側へ挙上すると結腸間膜が伸展され，中結腸静脈，副右結腸静脈を同定することが可能となる．中結腸静脈への結腸間膜からの流入静脈は側方からしか流入しないので，**図14a**のごとく剝離鉗子を用いて中結腸静脈の腹壁側から剝離を開始する．

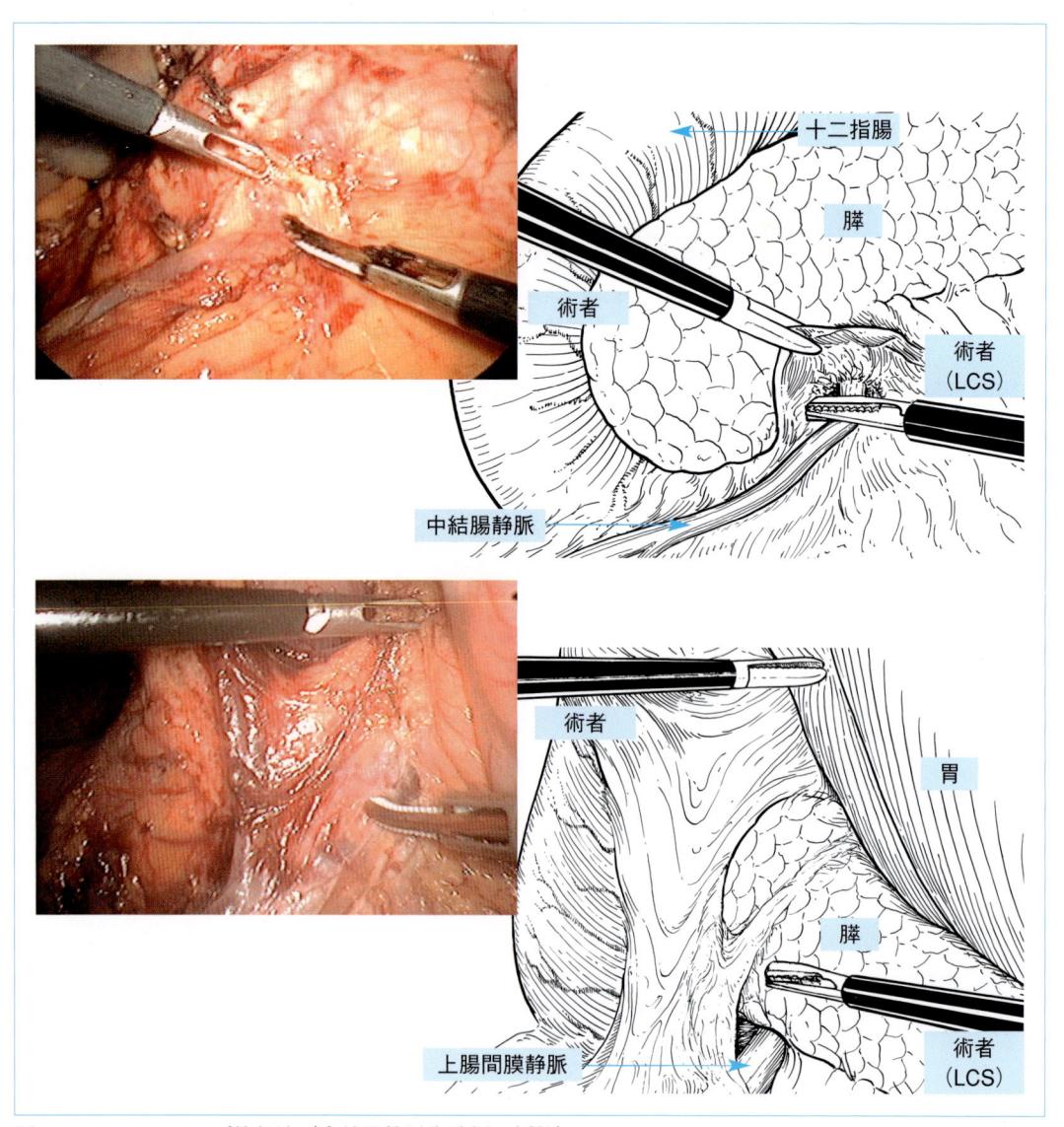

図14a．No.14vリンパ節郭清（中結腸静脈腹腔側の剝離）
〈術野のとりかた（前ステップと同様）〉助手鉗子：幽門輪近傍大彎後壁を把持し腹壁側へ挙上する．術者左手鉗子：中結腸静脈周囲の脂肪を把持する

少しずつ頭側に剝離を進めていくと，上腸間膜静脈（SMV）への流入部と胃結腸静脈幹が同定される．取扱い規約上は，No.14vリンパ節は，上縁は膵下縁まで，下縁は中結腸静脈分岐部まで，左縁はSMV左縁までと規定されている．脂肪塊をSMV左縁から剝離しつつ，胃結腸静脈幹周囲のリンパ節を郭清する（**図14b**）．この際，超音波凝固切開装置の先端からのキャビテーションによる血管損傷と膵損傷に十分注意する．

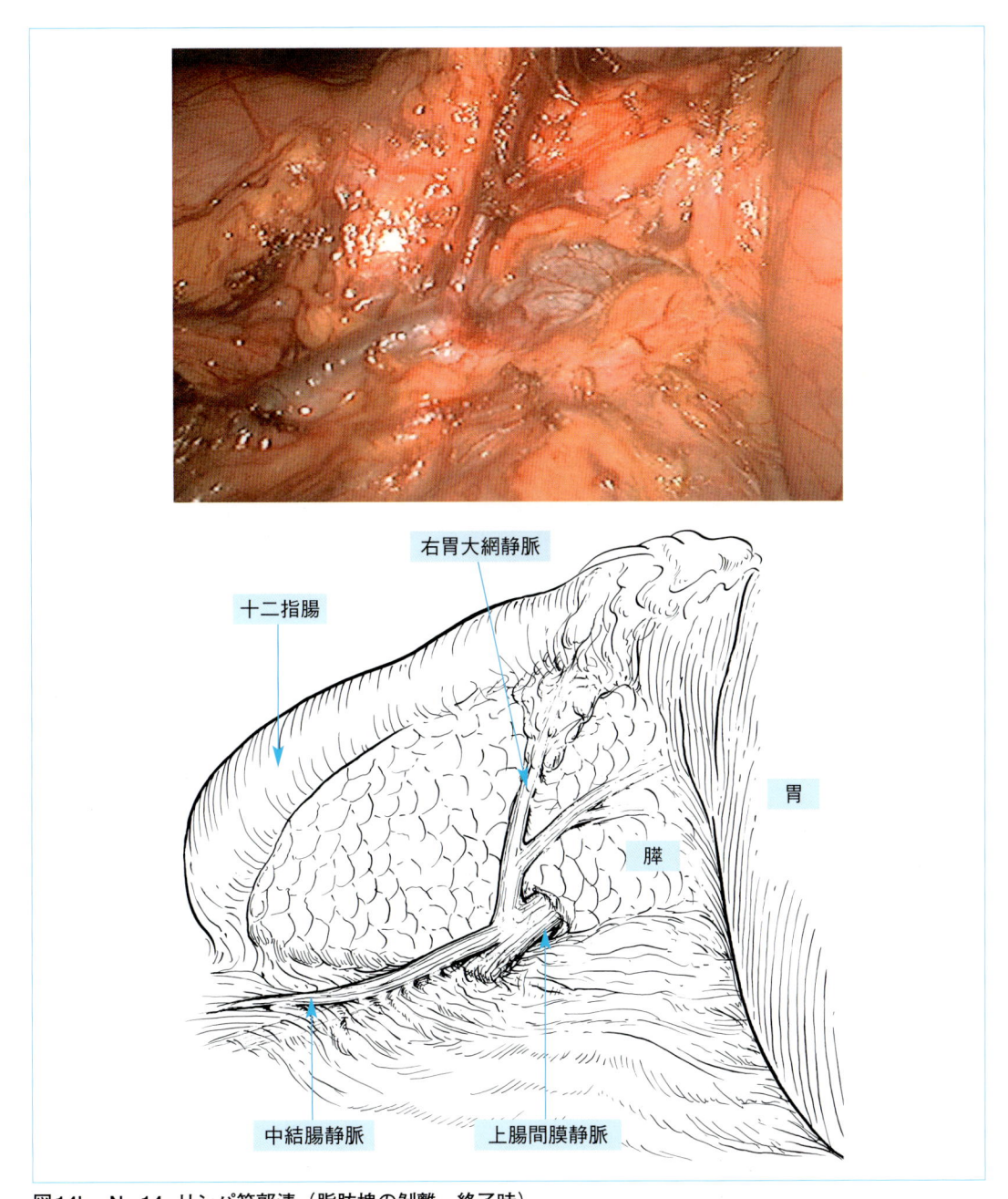

図14b．No.14vリンパ節郭清（脂肪塊の剝離，終了時）
〈術野のとりかた（前ステップと同様）〉助手鉗子：幽門輪近傍大彎後壁を把持し腹壁側へ挙上する

14. 膵前面〜胃十二指腸動脈周囲の剥離

　右胃大網動脈の処理と，引き続き行う小彎側の処理のために，胃幽門部後面と胃十二指腸動脈周囲の剥離を行う．

　助手は，**図15a**のごとく胃幽門部大彎後壁を把持し，腹壁側に挙上して術野を作る．胃幽門部後壁と膵前面に結合織性の癒着を認めることが多い．その癒着を超音波凝固切開装置で剥離していくと，膵前面を上下に走る胃十二指腸動脈が，拍動とともに観察されてくる．胃十二指腸動脈の周囲には，膵から十二指腸球部に流入する細い血管があり，丁寧に剥離していく．剥離鉗子を短い幅にて開脚し，その細い血管を含む索状物を超音波凝固切開装置で切離していく．**図15b**のごとく，胃十二指腸動脈の剥離を膵上縁まで行い，固有肝動脈と総肝動脈の一部を露出・同定しておくと以後の処置が行いやすい．

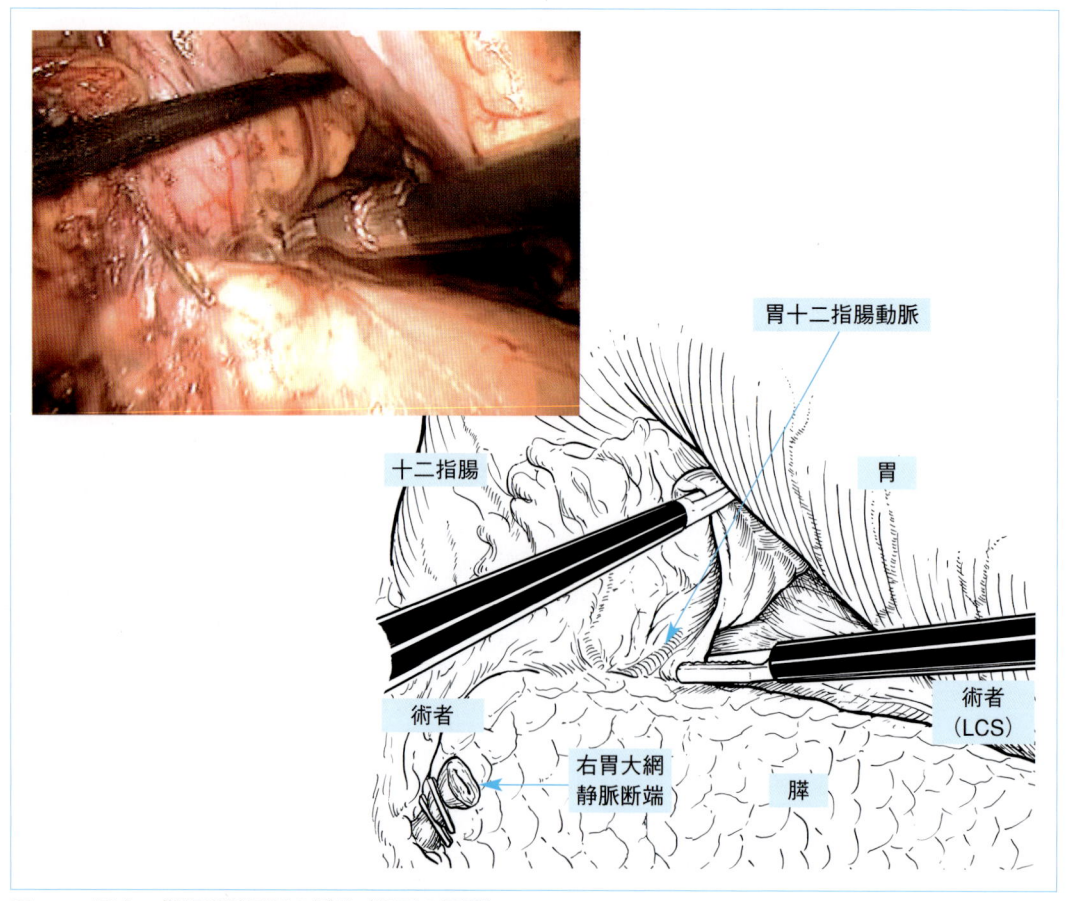

図15a．胃十二指腸動脈周囲の剥離（術野の展開）
〈術野のとりかた〉助手鉗子：幽門輪近傍大彎後壁を把持し腹壁側へ挙上する．術者左手鉗子：十二指腸後壁を患者右側へ偏位させる

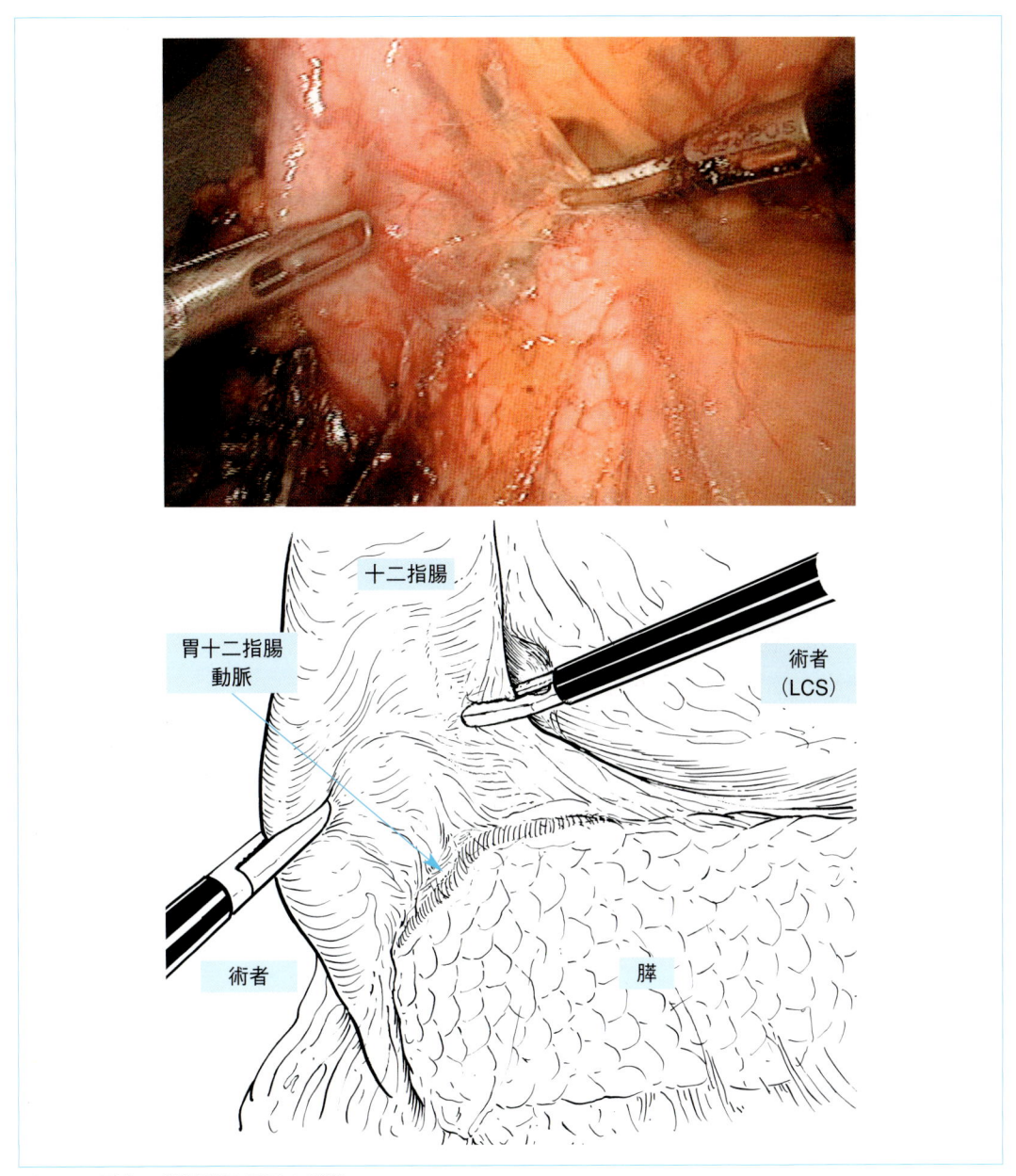

図15b. 胃十二指腸動脈周囲の剝離
〈術野のとりかた（前ステップ同様）〉助手鉗子：幽門輪近傍大彎後壁を把持し腹壁側へ挙上する。術者左手鉗子：十二指腸後壁を患者右側へ偏位させる

15．右胃大網動脈の切離

　胃十二指腸動脈を膵下縁のほうへ剥離を進めていくと，右胃大網動脈の根部が同定できる。脂肪の多い症例では，右胃大網動静脈の間の脂肪を剥離する必要がある。**図16a**のごとく，膵頭部前面と膵下縁を意識し，剥離鉗子を用いて右胃大網動脈前面の剥離を進める。この際，右胃大網動脈前面は比較的血管の枝は少ないものの，膵組織が動脈に沿って上方に及ぶことがあり，膵組織の損傷に注意する必要がある。右胃大網動脈の前面が露出できたら，動脈の後面の剥離を行う。右胃大網動脈の後面と十二指腸球部との間には，幽門下動脈の枝があり，剥離時に出血させることが多いので注意する。膵前面と右胃大網動脈右側縁を意識して最小限の剥離にとどめる。**図16b**のごとくクリップ処理をし，超音波凝固切開装置にて右胃大網動脈を切離する。

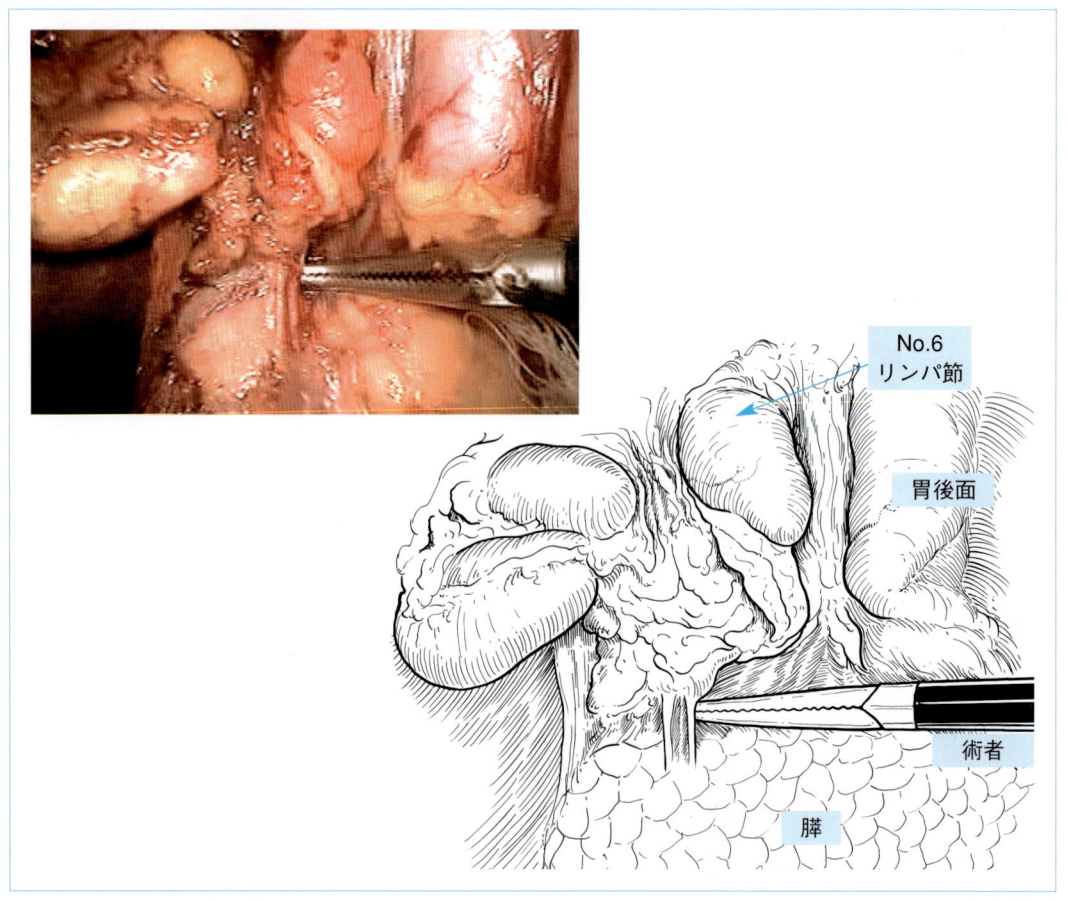

図16a．右胃大網動脈の剥離
〈術野のとりかた〉助手鉗子：幽門輪近傍大彎後壁を把持し腹壁側へ挙上する。術者左手鉗子：切離部直上の大網を把持し血管を伸展する

Ⅱ．手術の実際

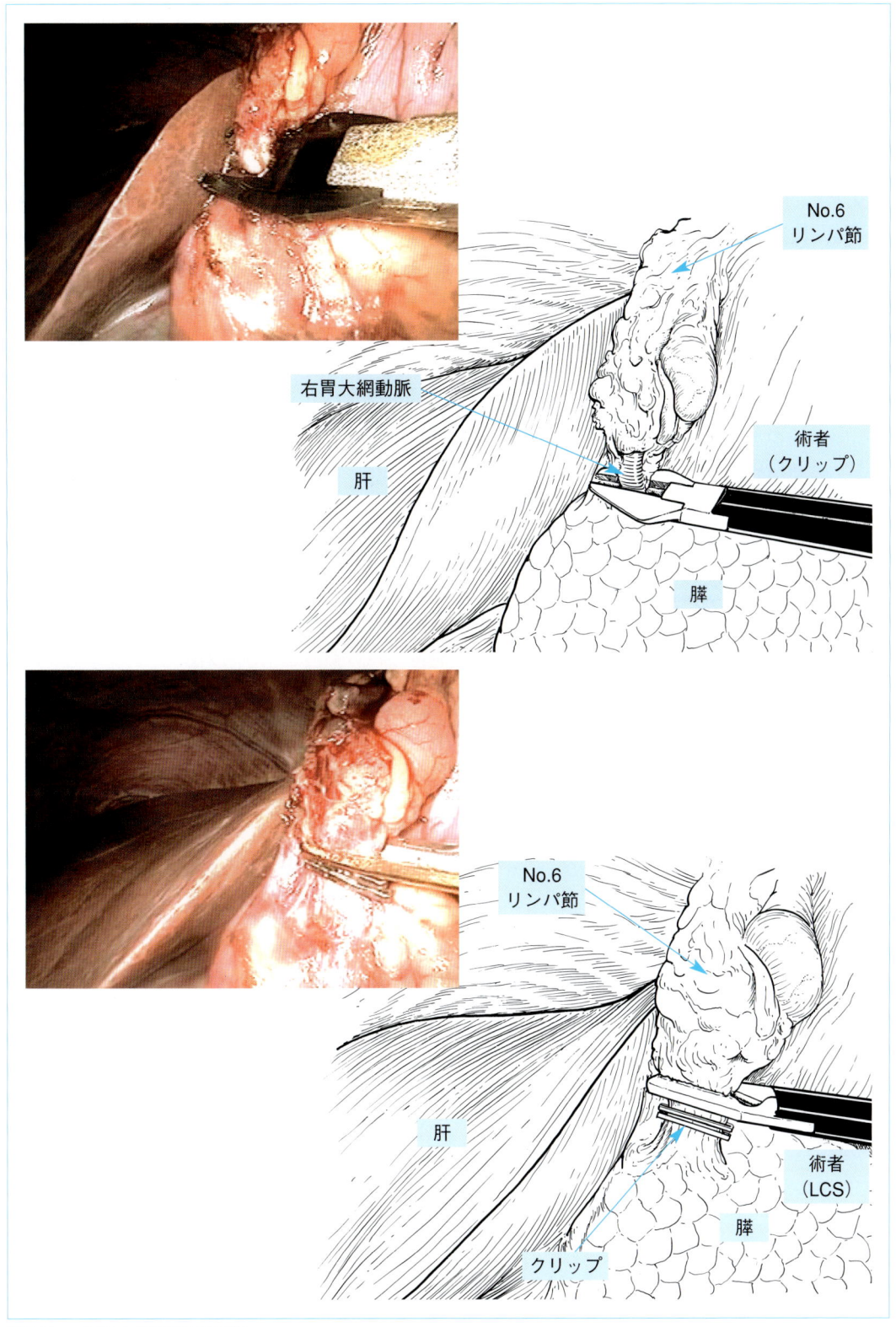

図16b．右胃大網動脈の切離
〈術野のとりかた（前ステップ同様）〉助手鉗子：幽門輪近傍大彎後壁を把持し腹壁側へ挙上する。術者左手鉗子：切離部直上の大網を把持し血管を伸展する

16. 固有肝動脈・総肝動脈分岐部の露出

　前述のごとく，小彎の操作を容易に行うことができるように，胃十二指腸動脈の剥離を中枢側に進め，総肝動脈と固有肝動脈の分岐部を確認しておく．総肝動脈と胃十二指腸動脈分岐部内側には，**図17a**のごとくNo.8aリンパ節のもっとも右側に位置するリンパ節を認める．このリンパ節の剥離においては，リンパ節から直接門脈に入るやや太めの枝に注意しつつ剥離を行う．

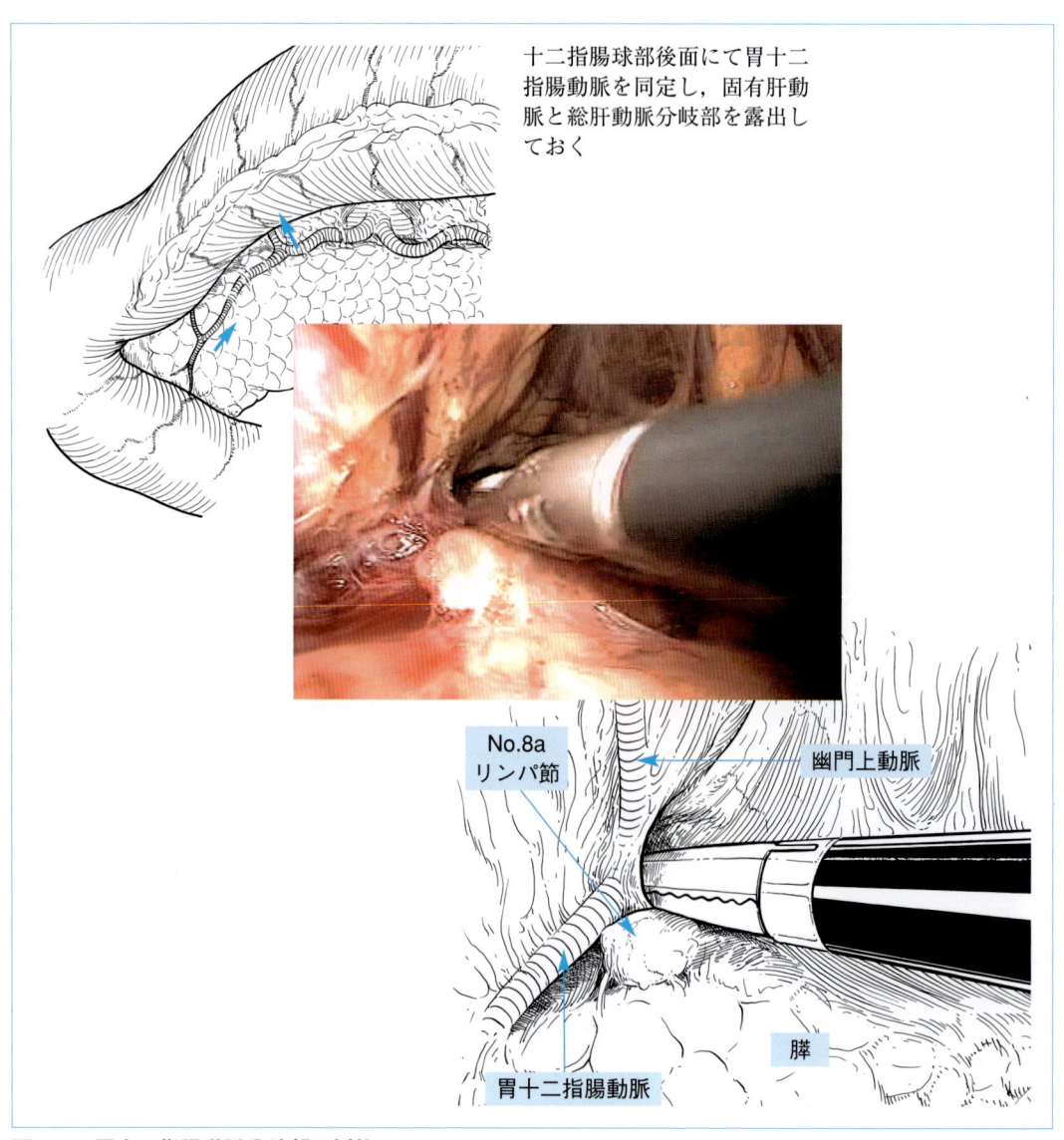

図17a．胃十二指腸動脈分岐部の剥離
〈術野のとりかた〉助手鉗子：幽門輪近傍大彎後壁を把持し腹壁側へ挙上する．術者左手鉗子：十二指腸後壁を患者右側へ偏位させる

つぎに胃十二指腸動脈から固有肝動脈のほうに剥離を進める。固有肝動脈からは幽門上動脈，右胃動脈などが出る。いずれも，固有肝動脈の上正中または右側から分枝を出す。それゆえ図17bのごとく，やや固有肝動脈の左側にて剥離を進める。これらの操作は，つぎの右胃動脈処理をするためのものであり，固有肝動脈と総肝動脈を認知する程度の剥離でとどめておく。

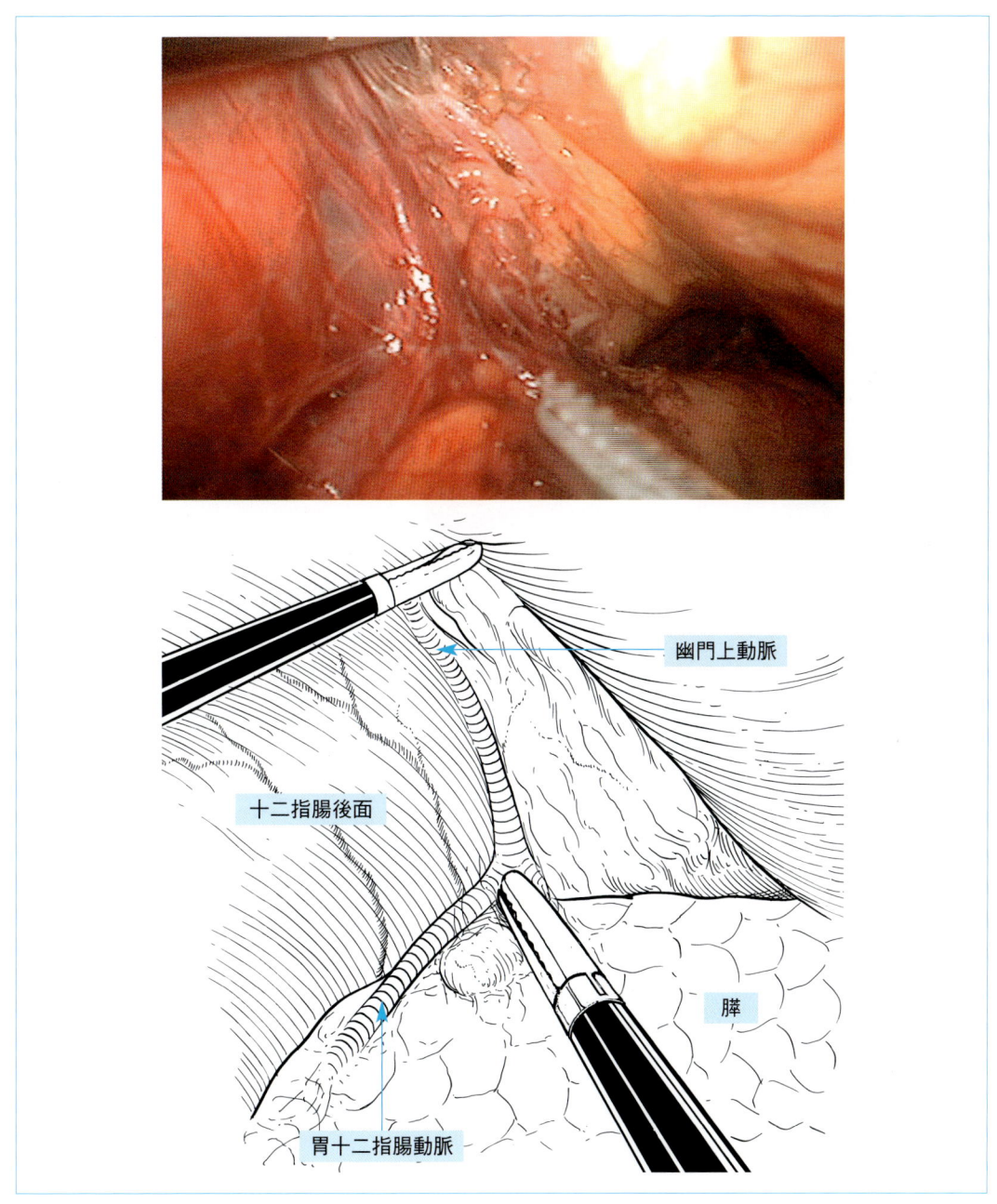

図17b．固有肝動脈左側の剥離
〈術野のとりかた（前ステップ同様）〉助手鉗子：幽門輪近傍大彎後壁を把持し腹壁側へ挙上する。術者左手鉗子：十二指腸後壁を患者右側へ偏位させる

17．小網切離（迷走神経，食道胃接合部）

　第2助手がリトラクターを用いて肝臓を挙上し，小網を観察する。**図18a**のごとく，第1助手が小網の弛緩部を把持し腹壁側へ挙上する。

　大網の切離と同様に，**図18b**のごとく助手との共同操作にて食道胃接合部まで切開をしておく。この際，弛緩部と緊張部の境界に迷走神経の肝枝が存在するが，超音波凝固切開装置にて切離する。また，10％前後に左胃動脈から分枝する副肝動脈を認める。副肝動脈が太い場合には温存することも考慮する。一方，進行胃癌などの場合には，リンパ節郭清の観点から，クリップ処理をした後，切離する場合もある。切離を食道胃接合部まで進め，さらに食道前面の腹膜の一部を切開しておくと，後の操作を容易に行うことができる。

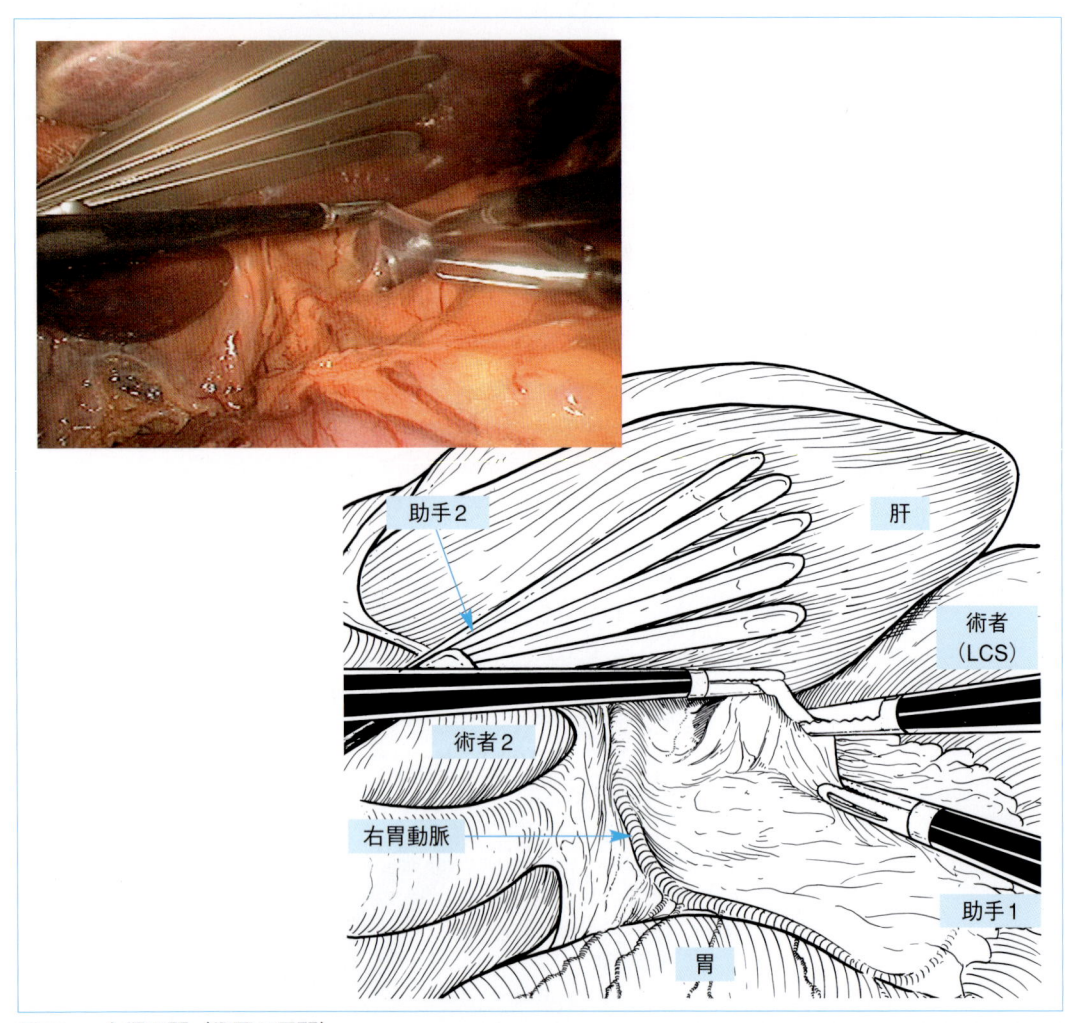

図18a．小網切開（術野の展開）
〈術野のとりかた〉助手1鉗子：小網の胃側を把持し腹壁側へ挙上する。助手2鉗子：肝臓を挙上する。術者左手鉗子：小網の肝側を把持し腹壁側へ挙上する

Ⅱ．手術の実際　51

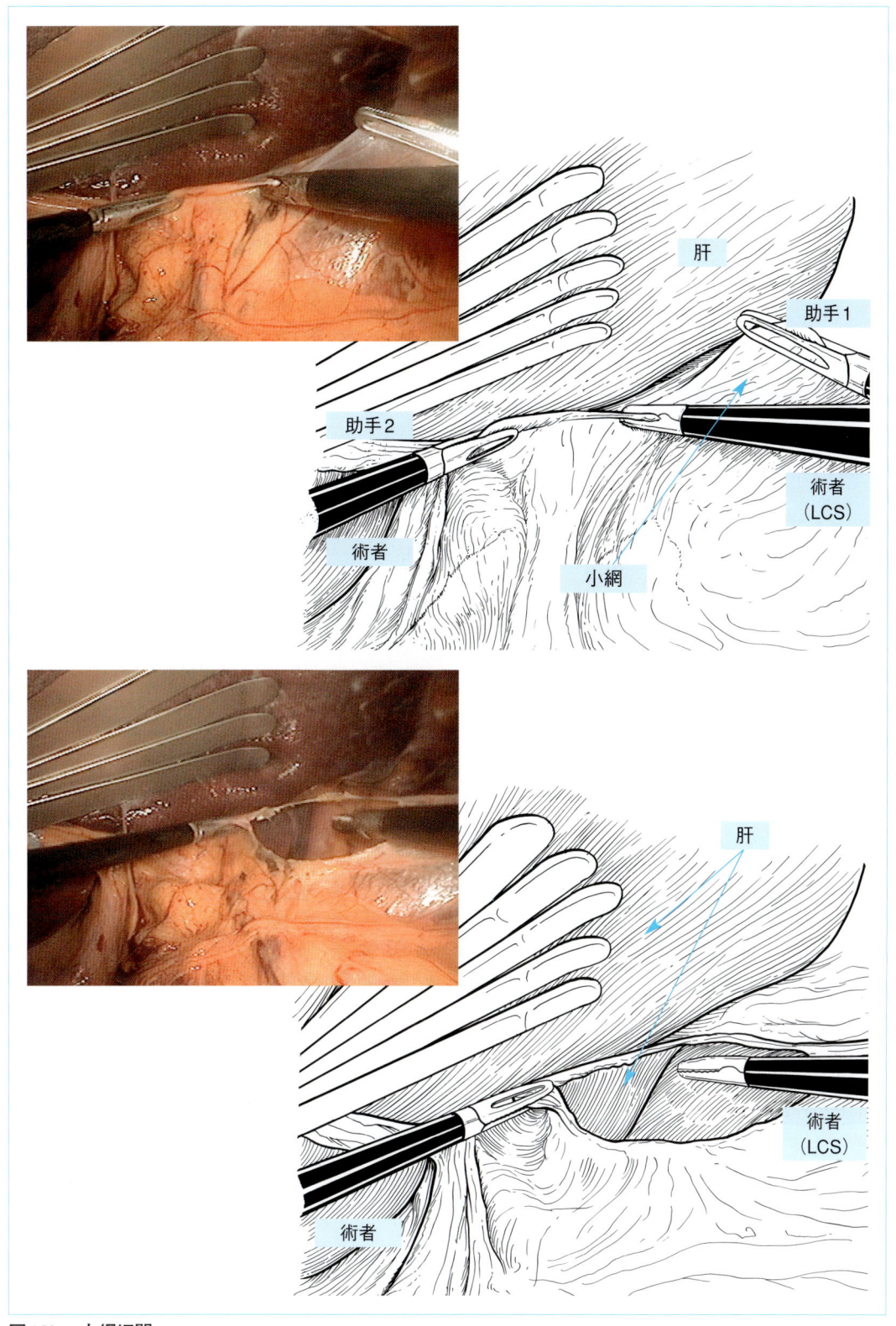

図18b．小網切開
〈術野のとりかた（前ステップ同様）〉助手1鉗子：小網の胃側を把持し腹壁側へ挙上する．助手2鉗子：肝臓を挙上する．術者左手鉗子：小網の肝側を把持し腹壁側へ挙上する

18. 右胃動静脈根部へのアプローチ

　第1助手が胃壁近傍の右胃動静脈周囲の小網を把持し腹壁側へ挙上すると，**図19a**のごとく肝十二指腸間膜が伸展する。脂肪の薄い場合は右胃動静脈が索状物として認められる。十二指腸球部直上には**図19a**のような無血管野が存在する。この無血管野に超音波凝固切開装置で穴をあけ，肝門部方向に肝十二指腸間膜を切開していく。すなわち，右胃動静脈の右側縁を確認しつつ超音波凝固切開装置にて切開を進める。

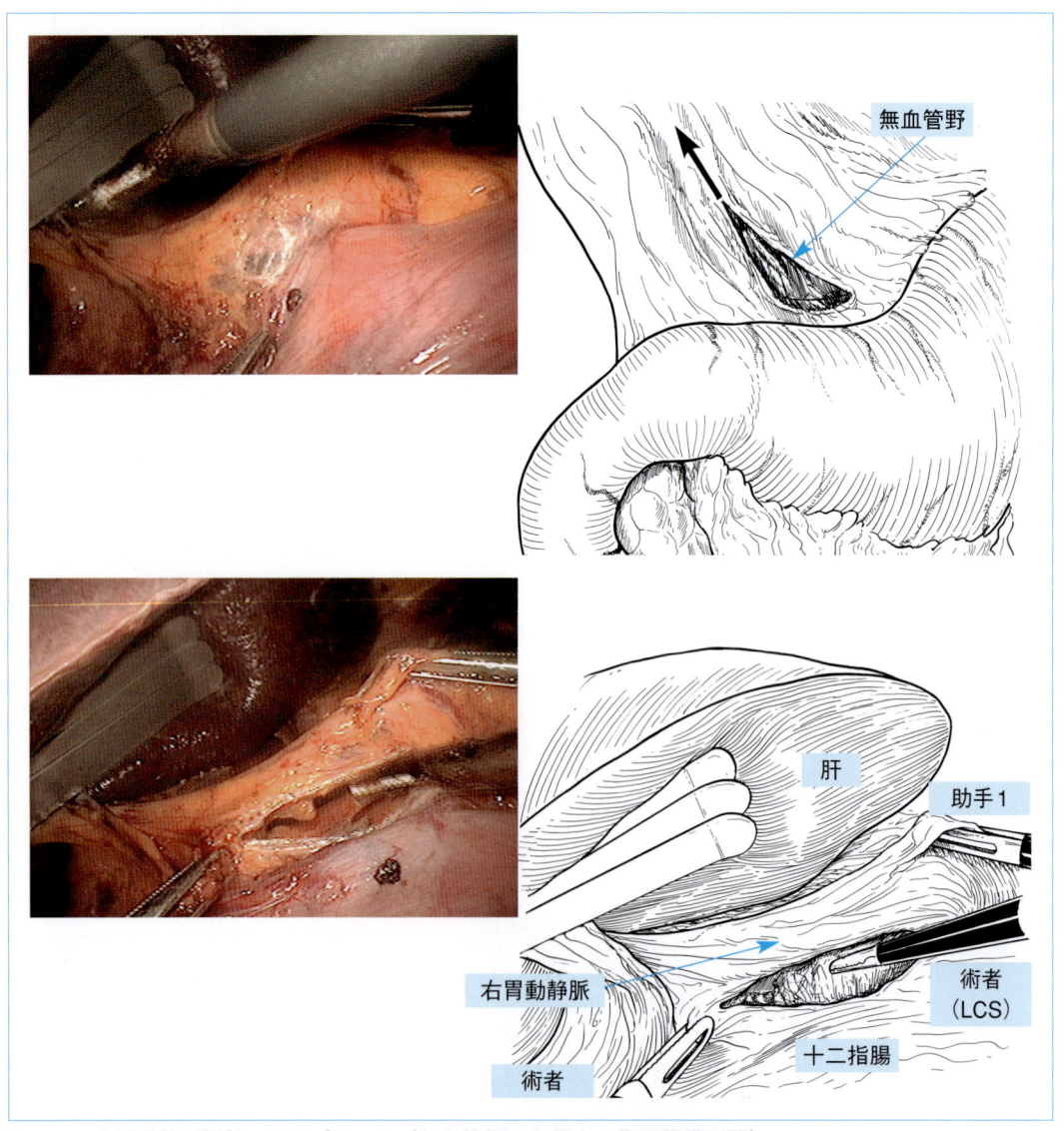

図19a．右胃動静脈根部へのアプローチ（無血管野から肝十二指腸間膜切開）
〈術野のとりかた〉助手1鉗子：右胃動静脈近傍を把持し腹壁側へ挙上する。助手2鉗子：肝臓を挙上する。術者左手鉗子：十二指腸壁を圧迫し，無血管野を伸展する

この際，超音波凝固切開装置の先端のキャビテーションによる血管損傷には十分注意する。**図19b**のごとく，肝十二指腸間膜の肝側1/2を過ぎ，右胃動脈根部を通過したら，切開線を小網切開線とつなぐように切開を進める。

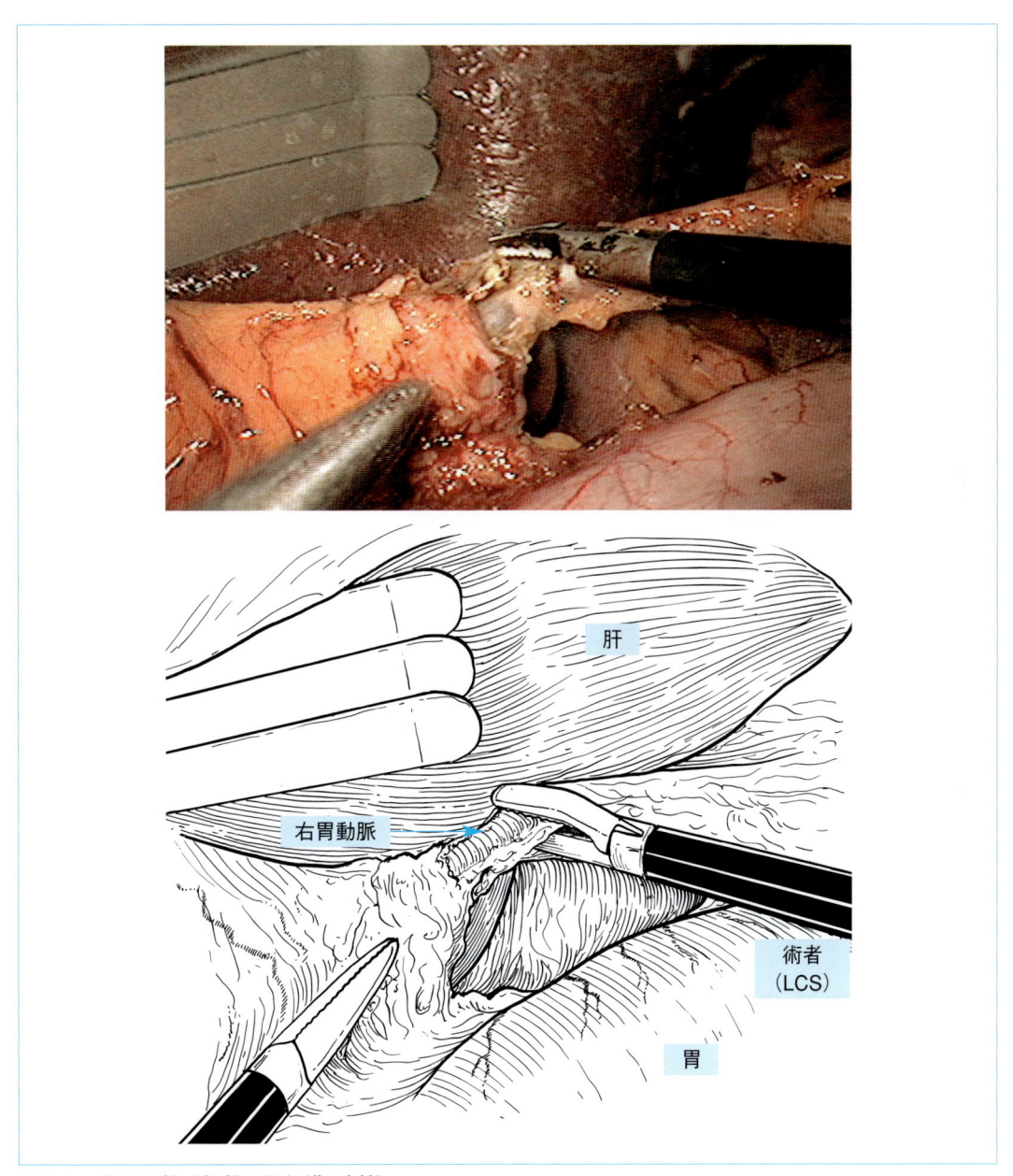

図19b. 右胃動静脈根部周囲組織の剝離
〈術野のとりかた〉助手1鉗子：右胃動静脈近傍を把持し患者左側へ伸展させる。助手2鉗子：肝臓を挙上する。術者左手鉗子：肝十二指腸間膜の脂肪織を把持する

19. Roux-en Y吻合時の先行十二指腸切離

　病変が胃体上部にある場合や，肥満患者および十二指腸の挙上が不良な場合などBillroth-I法による再建が困難な場合には，Roux-en Y法による再建が行われる。Roux-en Y法においては，腹腔鏡下に十二指腸を切離する。前述のごとく，幽門下の処理を行った後，胃幽門部後面から胃十二指腸動脈，さらには固有肝動脈の一部を剥離しておき，続いて十二指腸球部直上の無血管野を切開し開放する。十二指腸球部周囲のトリミングを行った後，**図20a**のごとくリニアカッターを挿入し切離する。

　この際，**図20b**のごとくリニアカッターの先端が十分小彎に出ていること，また組織の巻き込みのないことを確認してファイアーすることが重要である。

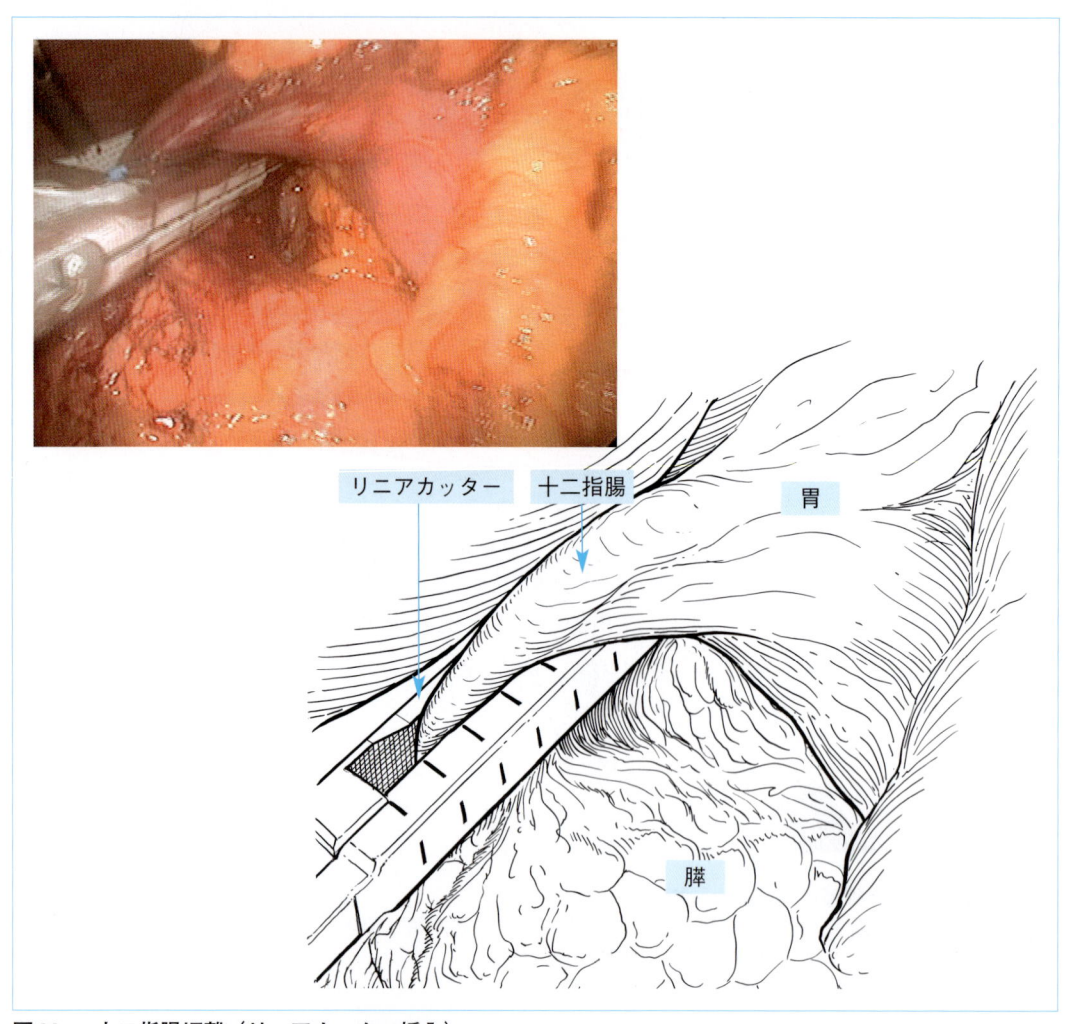

図20a．十二指腸切離（リニアカッター挿入）
〈術野のとりかた〉助手1鉗子：胃幽門部前壁を把持し腹壁側へ挙上する。助手2鉗子：肝臓を挙上する。術者左手鉗子：リニアカッター挿入の補助をする

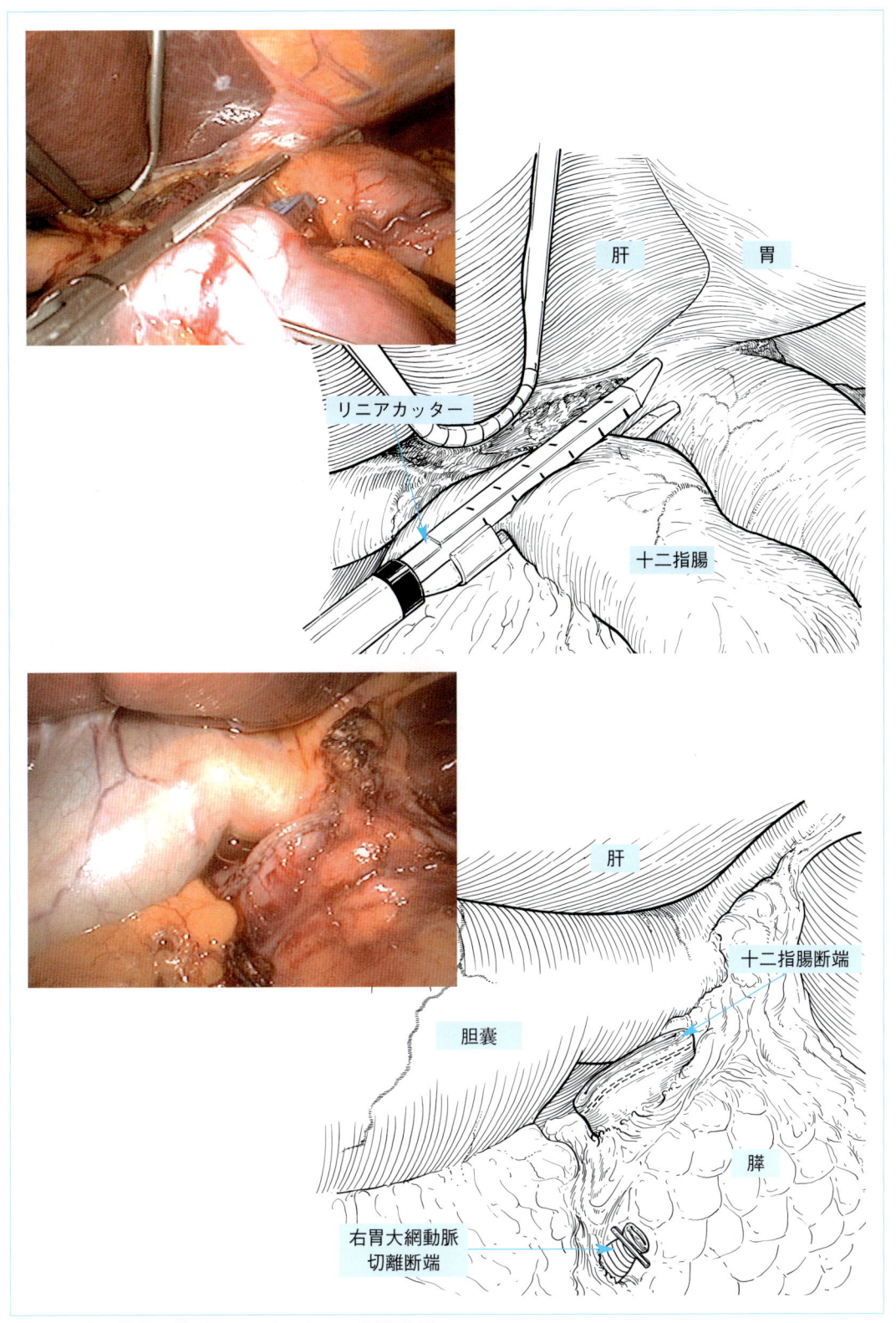

図20b. 十二指腸切離（リニアカッターの先端確認）
〈術野のとりかた〉助手1鉗子：胃幽門部前壁を把持し背側へ圧排，助手2鉗子：肝臓を挙上する。術者左手鉗子：リニアカッター先端確認の補助をする

20．右胃動静脈の切離

　前述の操作にて，固有肝動脈前面と右胃動脈の右側が確認される。右胃動脈と固有肝動脈の間を剥離し，右胃動脈を遊離する。助手鉗子により右胃動脈を斜め方向に把持すると，右胃動脈の根部が容易に同定される。右胃動脈根部周囲の脂肪織を丁寧に剥離した後，図21aのごとく根部と末梢側にクリップ処理を行い，超音波凝固切開装置にて切離する（図21b）。まれに右胃動脈が総肝動脈の胃十二指腸動脈分岐部近傍から分枝していることがあり，この際には胃幽門部後面からのアプローチにて右胃動脈をクリップ処理し切離する。また，固有肝動脈から十二指腸に入る上十二指腸動脈を1～2本認めることがあり，右胃動脈と誤認しないようにする。また，右胃動静脈切離の前に十二指腸切離を先行した場合は，切離胃の胃幽門部を腹壁側に挙上すると右胃動脈根部の同定が容易である。

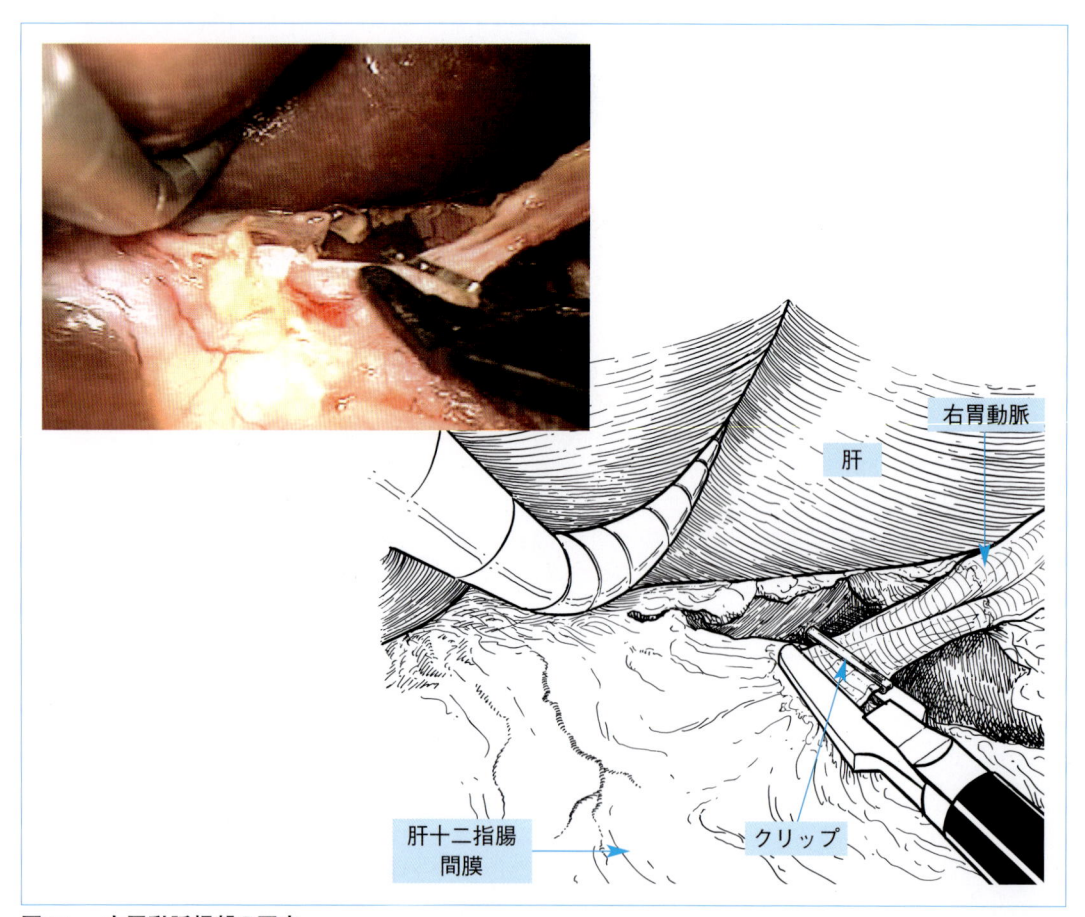

図21a．右胃動脈根部の同定
〈術野のとりかた〉助手1鉗子：右胃動静脈近傍を把持し患者左側へ伸展する。助手2鉗子：肝臓を挙上する。術者左手鉗子：肝十二指腸間膜の脂肪織を把持する

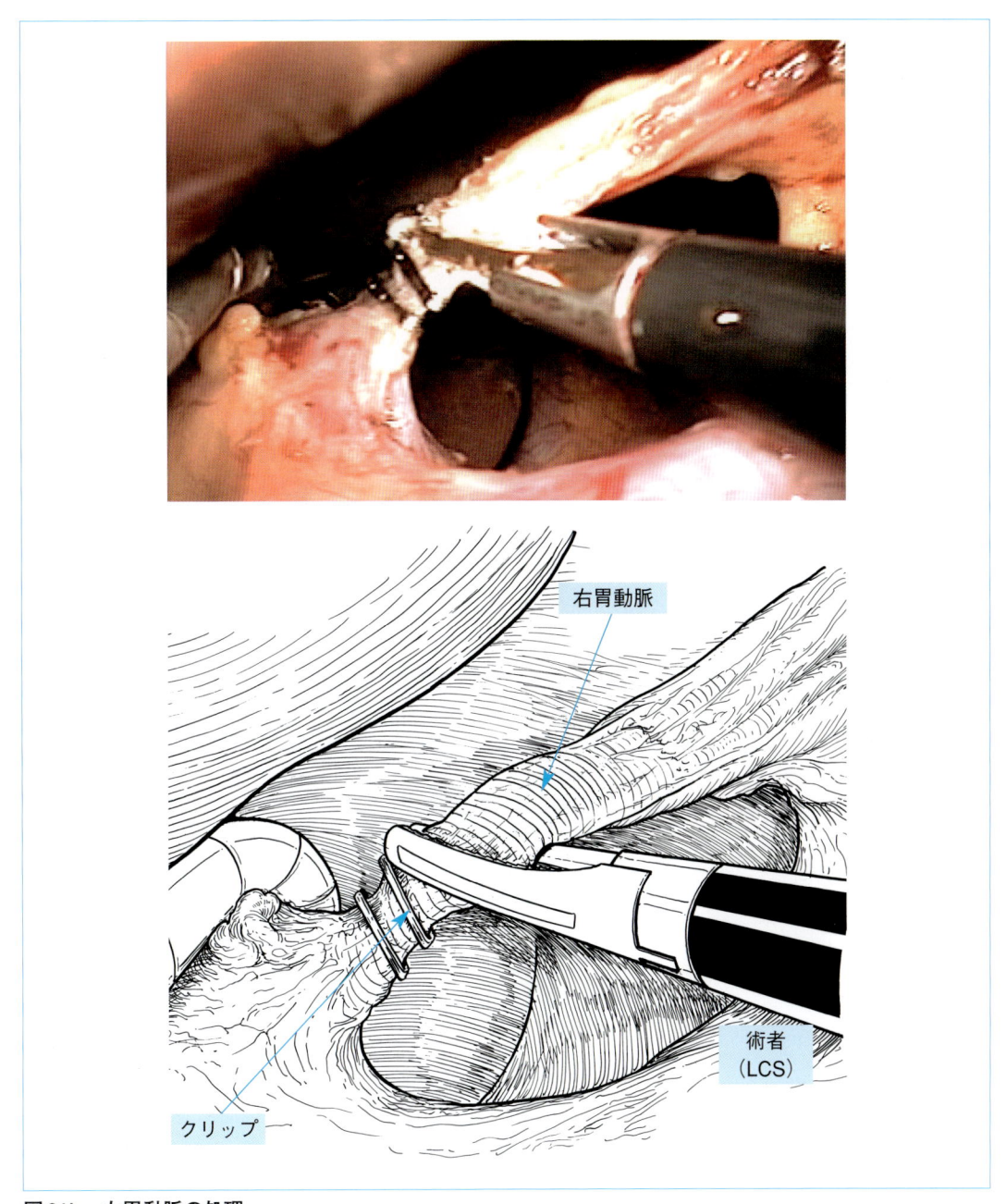

図 21b. 右胃動脈の処理
〈術野のとりかた（前ステップ同様）〉助手 1 鉗子：右胃動静脈近傍を把持し患者左側へ伸展する。助手 2 鉗子：肝臓を挙上する。術者左手鉗子：肝十二指腸間膜の脂肪織を把持する

21. No.12aリンパ節の郭清

「胃癌取扱い規約」上は，「No.12aリンパ節は，左右肝管合流部より膵上縁までの1/2の高さから膵上縁に至る領域に存在する肝動脈に沿うリンパ節」と規定している。D2リンパ節郭清が必要な際には，十二指腸切離を先行するほうがよい。十二指腸と右胃動脈を切離した後，図22aのごとく，固有肝動脈の左側に存在するNo.12aリンパ節を固有肝動脈から剥離する。術者左手または助手鉗子にてNo.12aリンパ節の膵側を把持し，肝側にリンパ節の剥離を進める。この際，後述するNo.8aリンパ節の中でもっとも右側に存在するリンパ節を遊離しておくと，No.12aリンパ節の剥離を容易に行うことが可能となる。

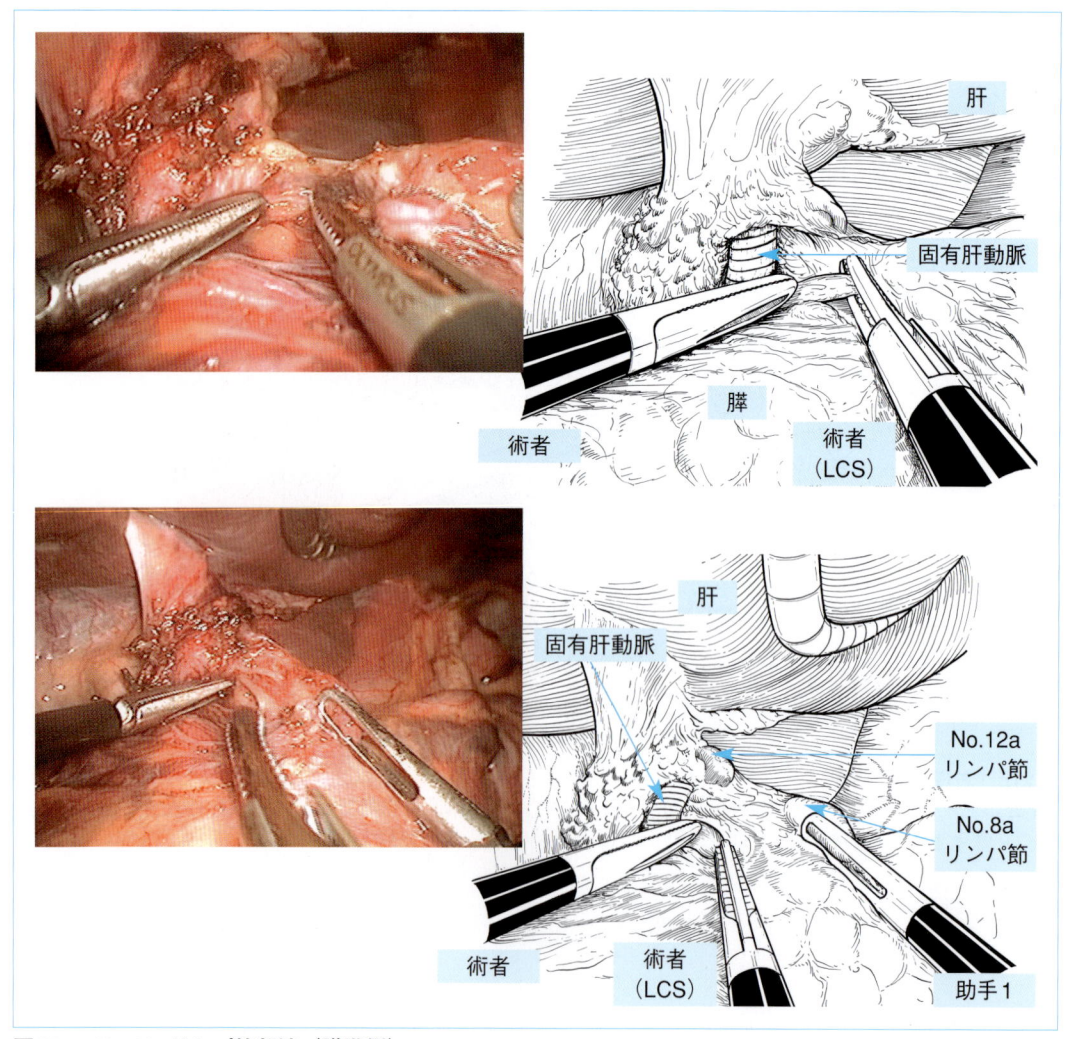

図22a．No.12aリンパ節郭清（膵臓側）
〈術野のとりかた〉助手1鉗子：膵上縁腹膜を把持し患者左側へ牽引する。助手2鉗子：肝臓を挙上する。術者左手鉗子：肝十二指腸間膜剥離断端を把持し，上方へ牽引する

図22bのごとく，超音波凝固切開装置を用いて，No.12aリンパ節の肝側を郭清していく。

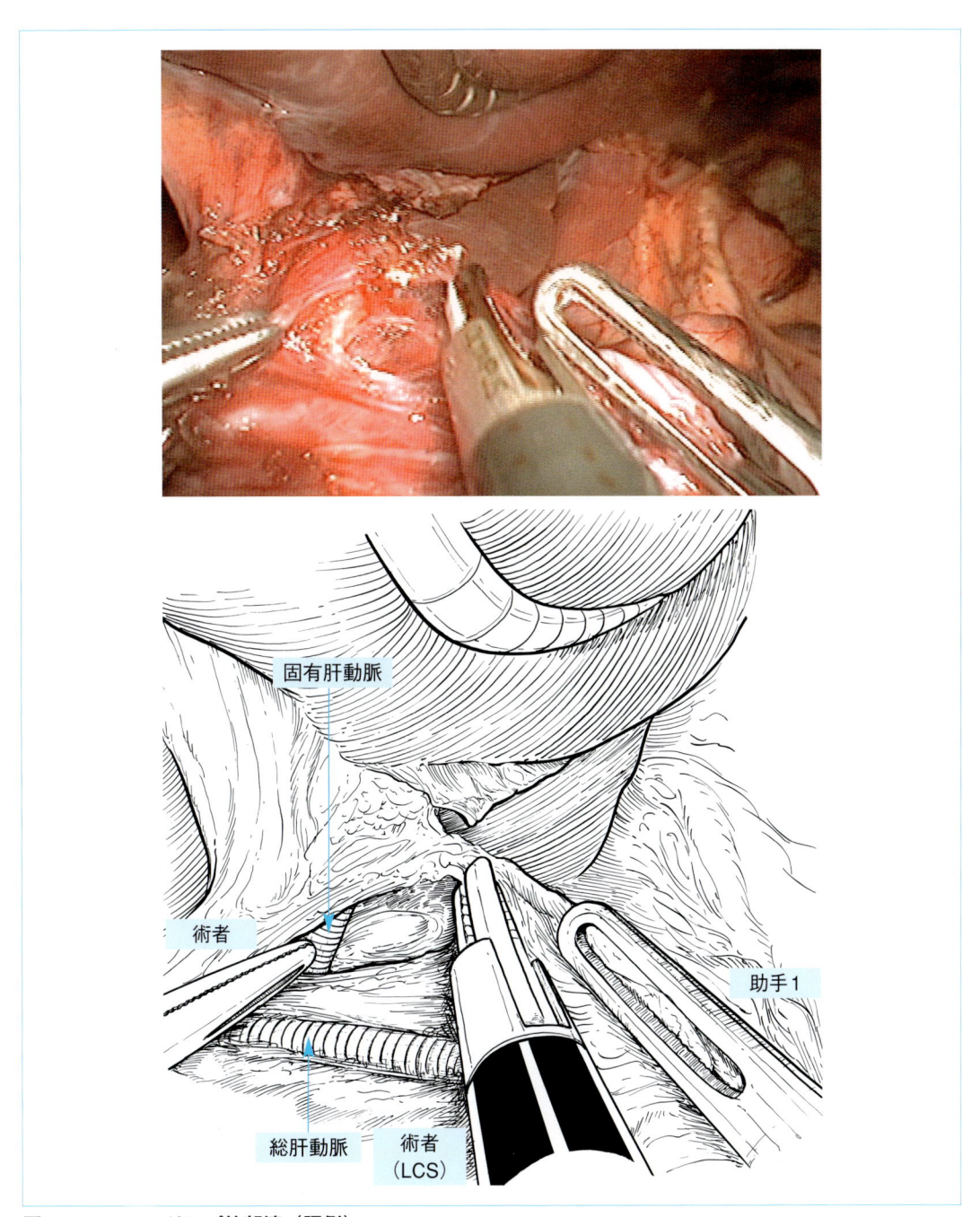

図22b．No.12aリンパ節郭清（肝側）
〈術野のとりかた（前ステップ同様）〉助手1鉗子：肝十二指腸間膜剝離断端を把持し，患者左側へ牽引する。助手2鉗子：肝臓を挙上する。術者左手鉗子：肝十二指腸間膜剝離断端を把持し，患者右側へ牽引する

22．No.8aリンパ節の郭清―膵上縁の処理

　助手が鉗子にて膵を圧排すると膵上縁が観察される。右胃動脈切離の際に確認したもっとも右側のNo.8aリンパ節が観察される．まず，**図23a**のごとく，このリンパ節の右側の剥離から開始する．剥離に際しては，しばしばこのリンパ節から門脈へ流入する静脈があり，その損傷に注意する．

Ⅱ．手術の実際

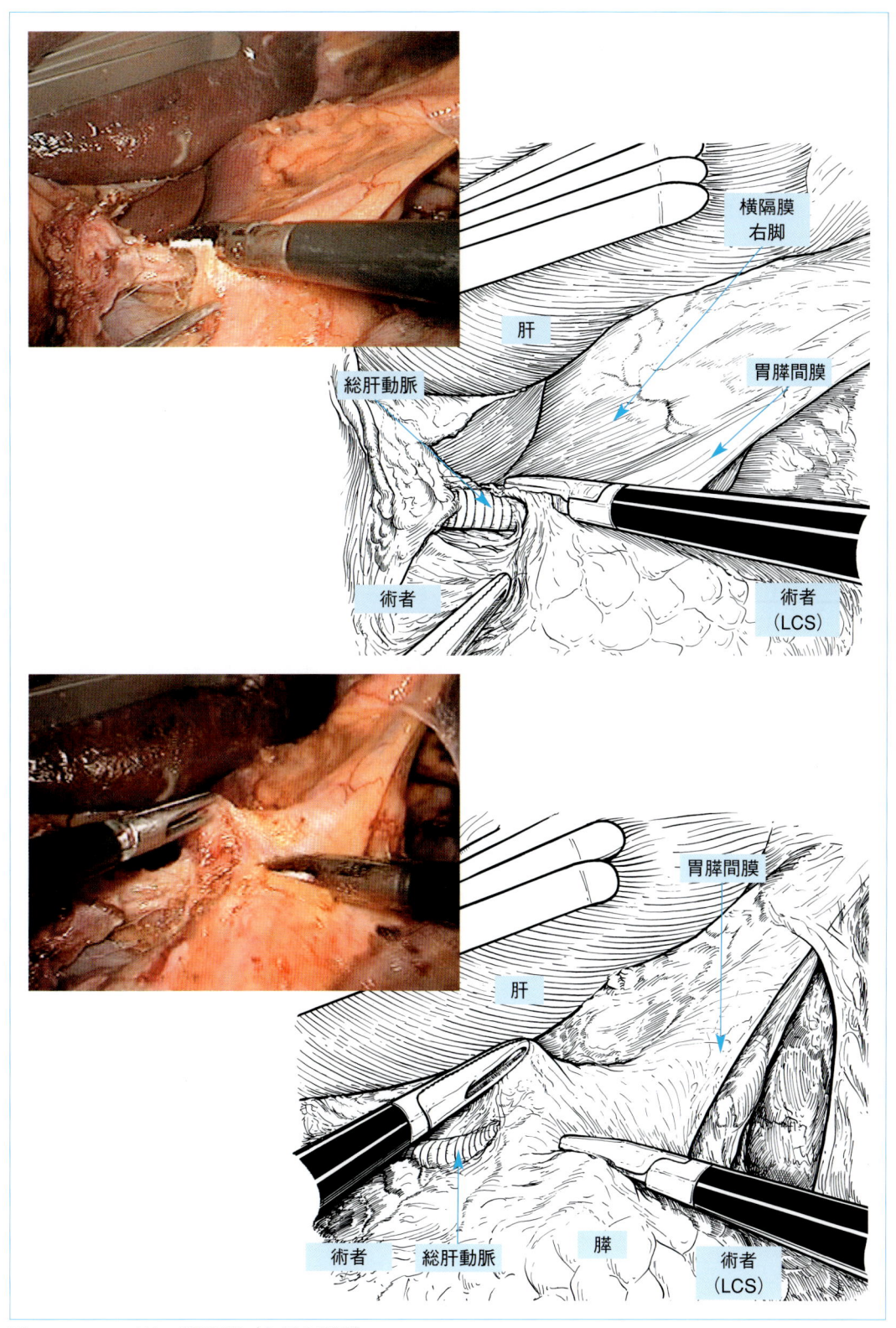

図23a．No.8aリンパ節郭清（右側の処理）
〈術野のとりかた〉助手1鉗子：胃体部小網を把持し腹壁側へ挙上し，胃膵間膜を伸展する。または膵を圧迫する。助手2鉗子：肝臓を挙上する。術者左手鉗子：No.8aリンパ節近傍または頭側の腹膜を把持する

No.8aリンパ節の右側を固有肝動脈や門脈から剝離した後，その剝離層（**図23b**）にて**図23c**のごとく膵上縁の腹膜を切離していく．この際，約半数の症例で左胃静脈が確認される．また，膵臓からリンパ節へ流入する3〜4本の血管の損傷に注意しつつ，剝離鉗子による最小限の剝離を心がけ，超音波凝固切開装置にて注意深く切離していく．切離は脾動脈の根部のあたりでとどめておく．この操作中は，熱およびキャビテーションによる血管損傷や膵損傷に十分注意しつつ丁寧に行う．

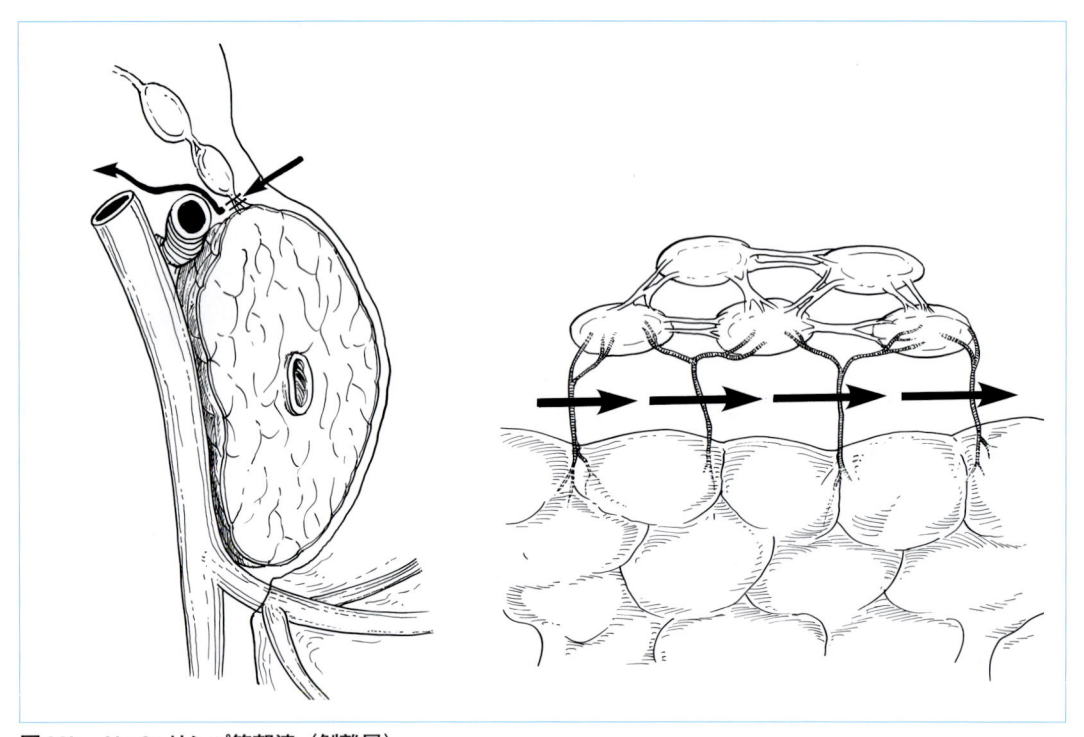

図23b．No.8aリンパ節郭清（剝離層）
扁平リンパ節の辺縁に流入・流出血管が存在する．膵上縁から流入する4〜5本の血管を切離し，頭側にリンパ節を含んだ膜構造物として剝離していく
（「胃癌取扱い規約（第13版）」より改変）

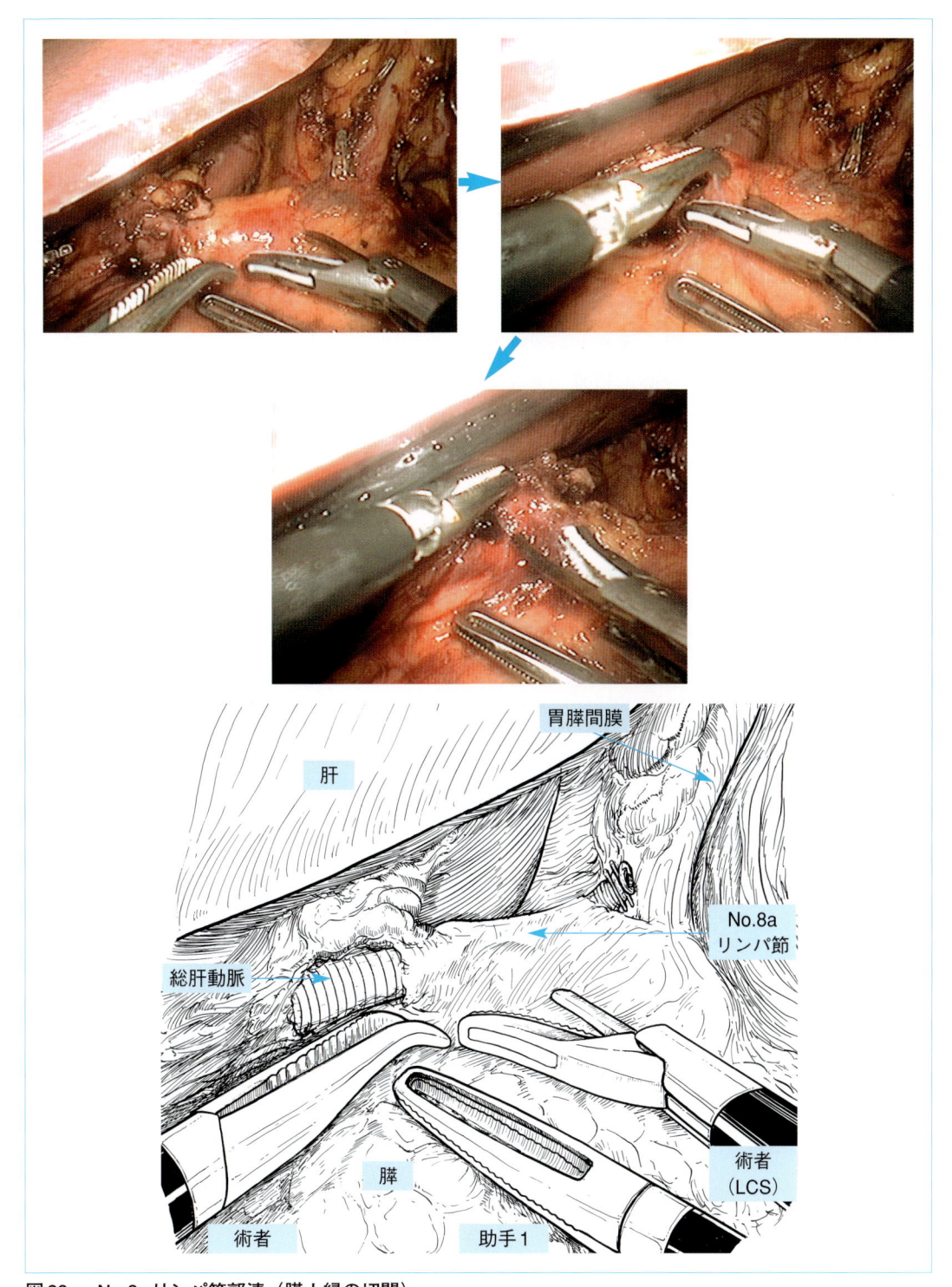

図23c. No.8aリンパ節郭清（膵上縁の切開）
〈術野のとりかた（前ステップ同様）〉助手1鉗子：胃体部小網を把持し腹壁側へ挙上し，胃膵間膜を伸展する。場合によっては膵を圧迫する。助手2鉗子：肝臓を挙上する。場合によっては胃体部小網を把持する。術者左手鉗子：No.8aリンパ節近傍または頭側の腹膜を把持する

23. 右横隔膜脚上縁の切開

　No.8aリンパ節の郭清を行う前に，右横隔膜脚上縁の腹膜を胃膵間膜から食道胃接合部まで切開しておく。これは，つぎに行うNo.8aリンパ節郭清の際のNo.8pリンパ節との境界を把握するとともに，左胃動脈の同定を容易にするためである。まず，**図24a**のごとく，助手が胃体中部小彎を把持し腹壁側に挙上する。胃膵間膜を伸展させることにより良好な視野が得られる。胃膵間膜に切開をおき，超音波凝固切開装置を腹膜下に挿入し，右横隔膜脚上縁を切開する。この際，超音波凝固切開装置のactive bladeによる左胃静脈や左胃動脈の損傷に注意し，腹膜を網嚢側に牽引しつつ，少しずつ切開する。さらに，**図24b**のごとく切開創を食道胃接合部近傍まで進め，小網の切開線につなげる。食道胃接合部近傍では，食道の損傷に注意する。

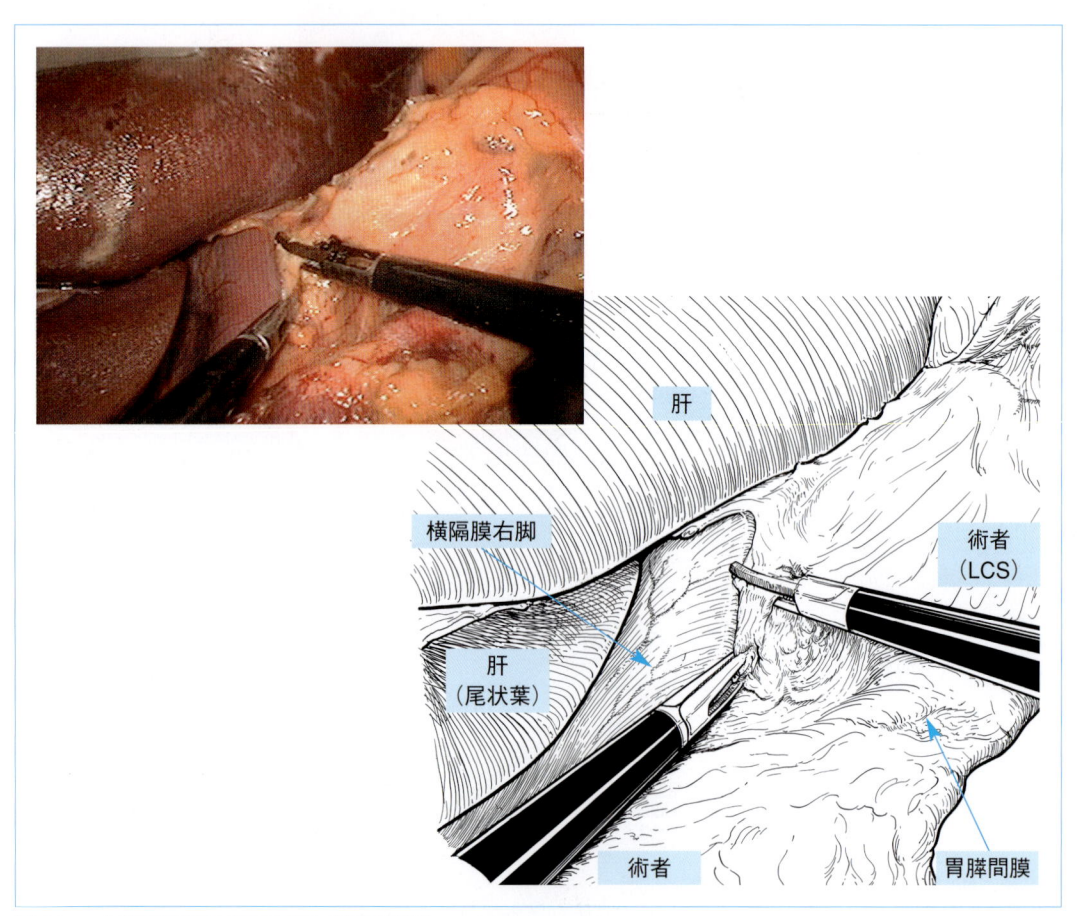

図24a．右横隔膜脚上縁の切開（術野展開）
〈術野のとりかた〉助手1鉗子：胃体部小網を把持し腹壁側へ挙上し胃膵間膜を伸展する。助手2鉗子：肝臓を挙上する。術者左手鉗子：切開創近傍の脂肪織を把持する

Ⅱ. 手術の実際

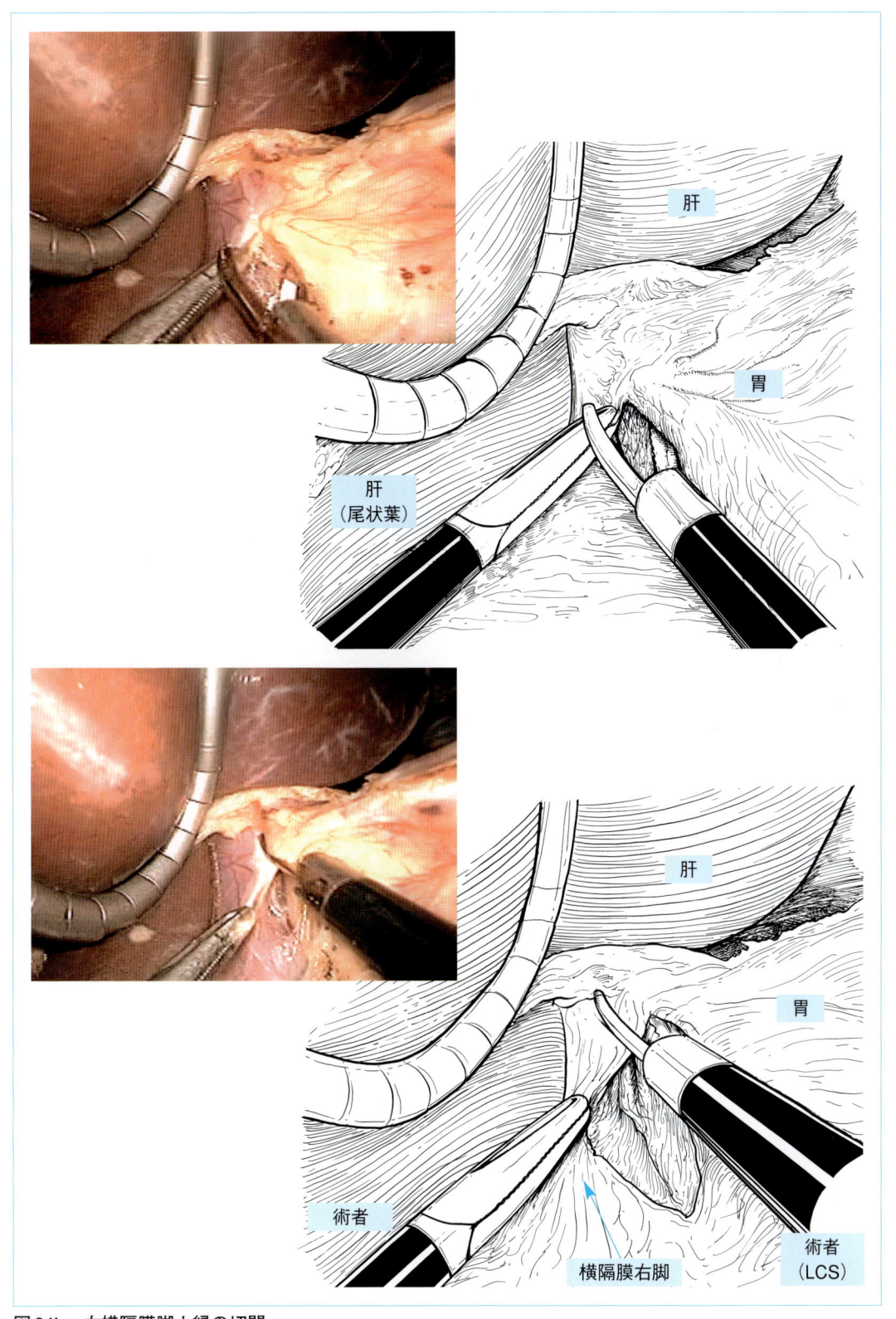

図24b. 右横隔膜脚上縁の切開
〈術野のとりかた（前ステップ同様）〉助手1鉗子：胃体部小網を把持し腹壁側へ挙上し胃膵間膜を伸展する。助手2鉗子：肝臓を挙上する。術者左手鉗子：切開創近傍の脂肪織を把持する

24. 左胃静脈の切離

　膵上縁の腹膜ならびに右横隔膜脚上縁の腹膜に切開をおくと，**図25a**のごとく左胃静脈が確認される。左胃静脈は通常，門脈に流入するが，脾静脈に流入することもある。

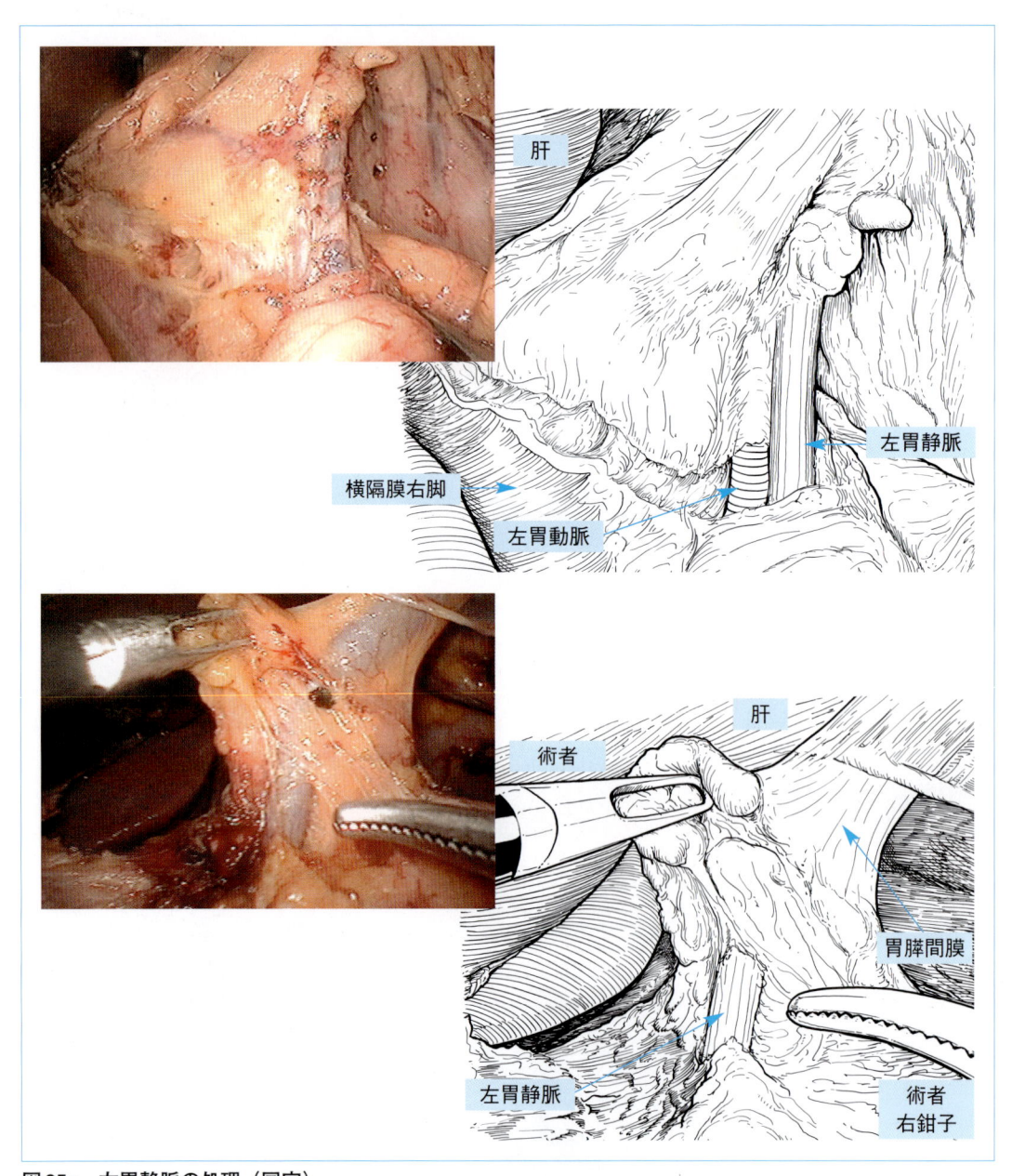

図25a．左胃静脈の処理（同定）
〈術野のとりかた〉助手1鉗子：胃体部小網を把持し腹壁側へ挙上し胃膵間膜を伸展する。助手2鉗子：肝臓を挙上する。術者左手鉗子：剝離部位直上を把持し，血管を伸展する

剝離鉗子にて，**図25b**のごとく膵上縁にて全周性に剝離し，中枢側ならびに末梢側にクリップをかけ，超音波凝固切開装置にて切離する。同部位では左胃静脈の枝が少ないため，出血することなく比較的容易に剝離することができる。しかしながら，血管壁が薄いため，超音波凝固切開装置による凝固が不十分なことがあるので，必ずクリップ処置を併用することが望ましい。

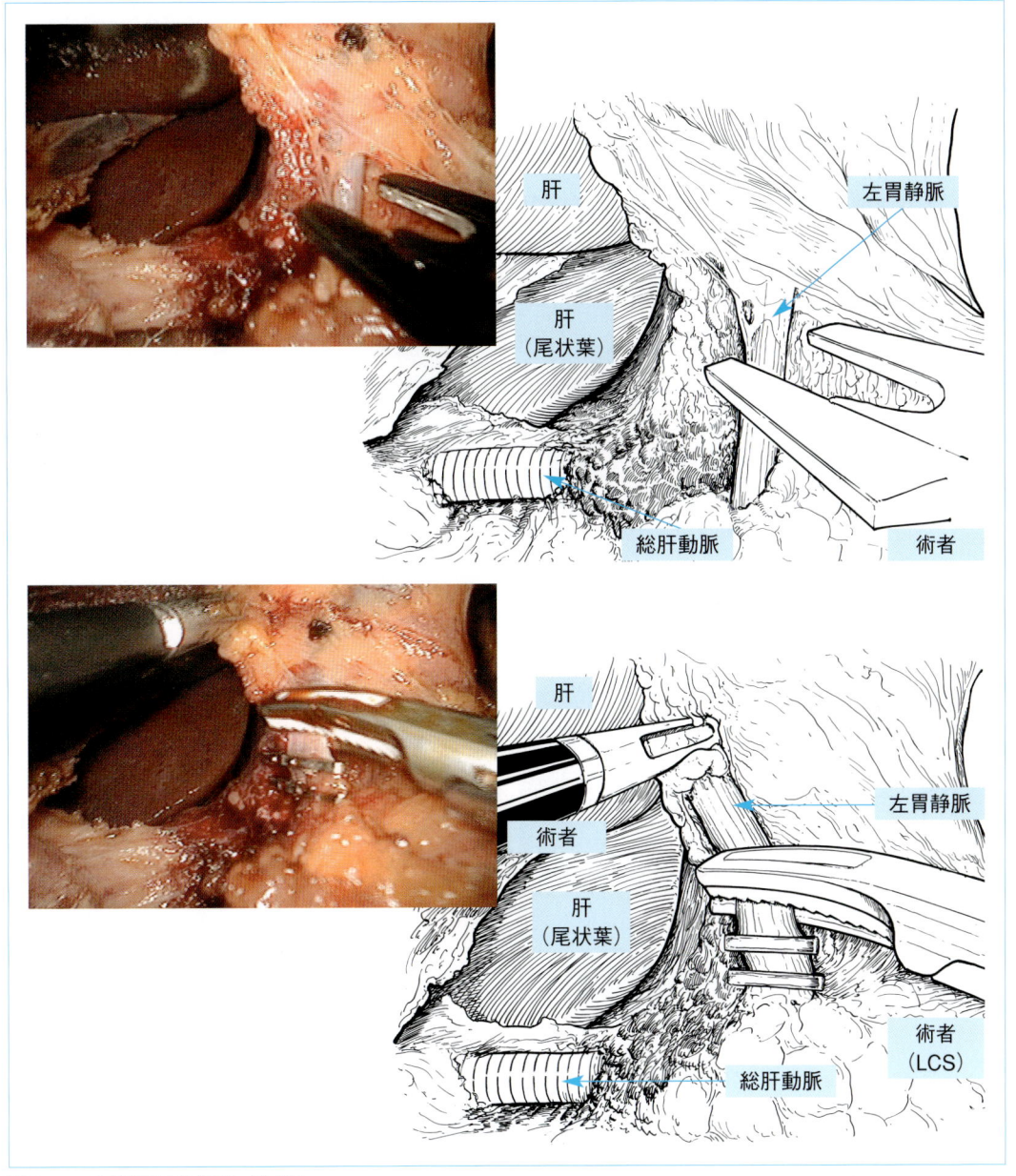

図25b. 左胃静脈の処理（切離）
〈術野のとりかた（前ステップ同様）〉助手1鉗子：胃体部小網を把持し腹壁側へ挙上し胃膵間膜を伸展する。助手2鉗子：肝臓を挙上する。術者左手鉗子：剝離部位直上を把持し，血管を伸展する

25．No.8aリンパ節の郭清

　前述したように，膵上縁の処置と左胃静脈の切離を先行しておくと，No.8aリンパ節郭清を比較的容易に行うことができる．助手に膵を圧排してもらい，総肝動脈を包む神経鞘を確認しつつ，No.8aリンパ節郭清の剥離層を認知する．図26aのごとく，右手鉗子にてリンパ節近傍の組織を把持し，腹壁側にリンパ節を挙上すると神経鞘とリンパ節の境界層が明らかになる．剥離鉗子と超音波凝固切開装置を用い，連なったNo.8aリンパ節を頭側に板状物として剥離を進める．総肝動脈周囲の神経鞘を露出するように行う．

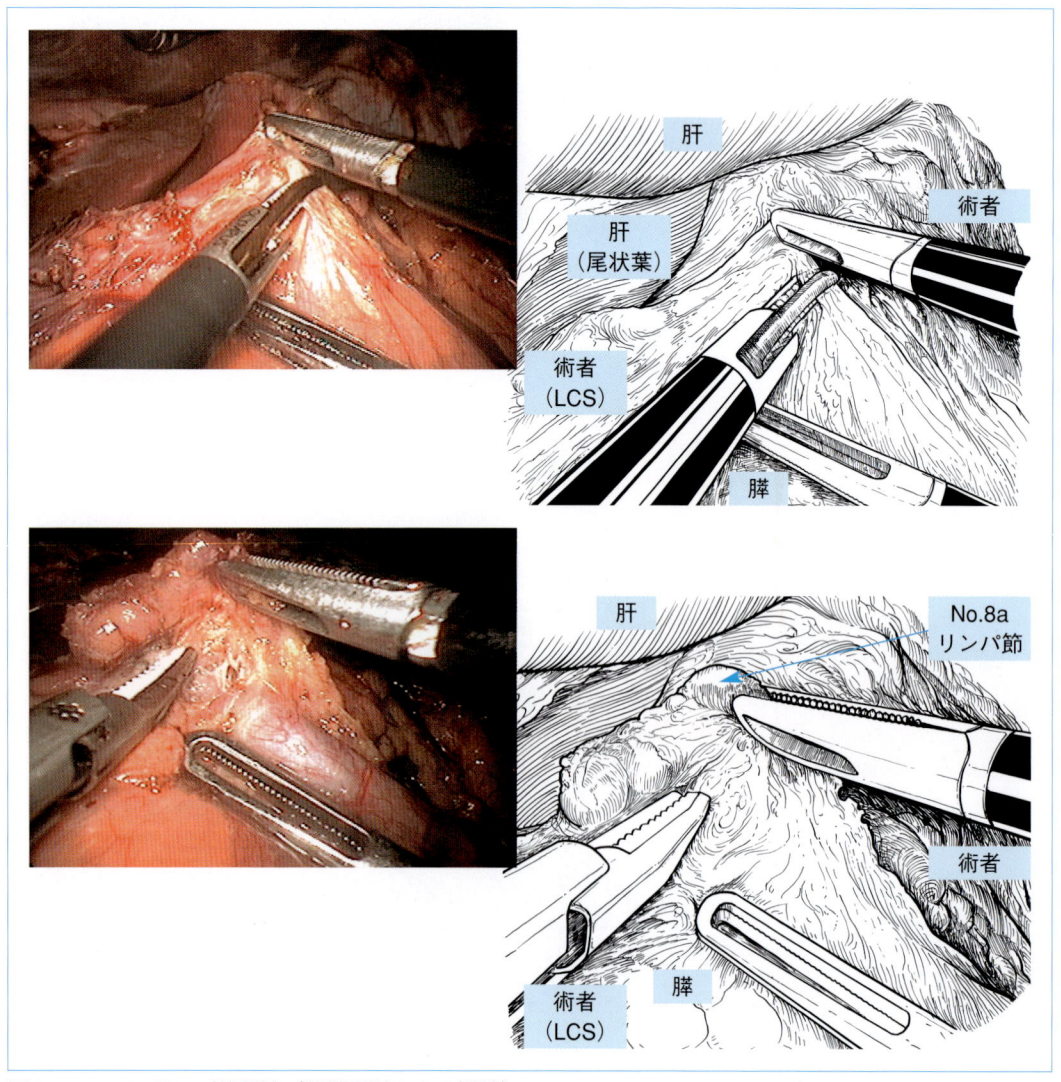

図26a．No.8aリンパ節郭清（総肝動脈からの剥離）
〈術野のとりかた（前ステップ同様）〉助手1鉗子：膵上縁を圧排，またはリンパ節近傍を把持する．助手2鉗子：肝臓を挙上する．術者左手鉗子：リンパ節近傍組織を把持し腹壁側へ挙上する

Ⅱ．手術の実際　69

　リンパ節の頭側は，右横隔膜脚直上の腹膜切離線の延長線に一致させるようにする（**図26b**）。すなわち，超音波凝固切開装置にてリンパ節頭側の腹膜を切離しつつ，リンパ節郭清を進める。

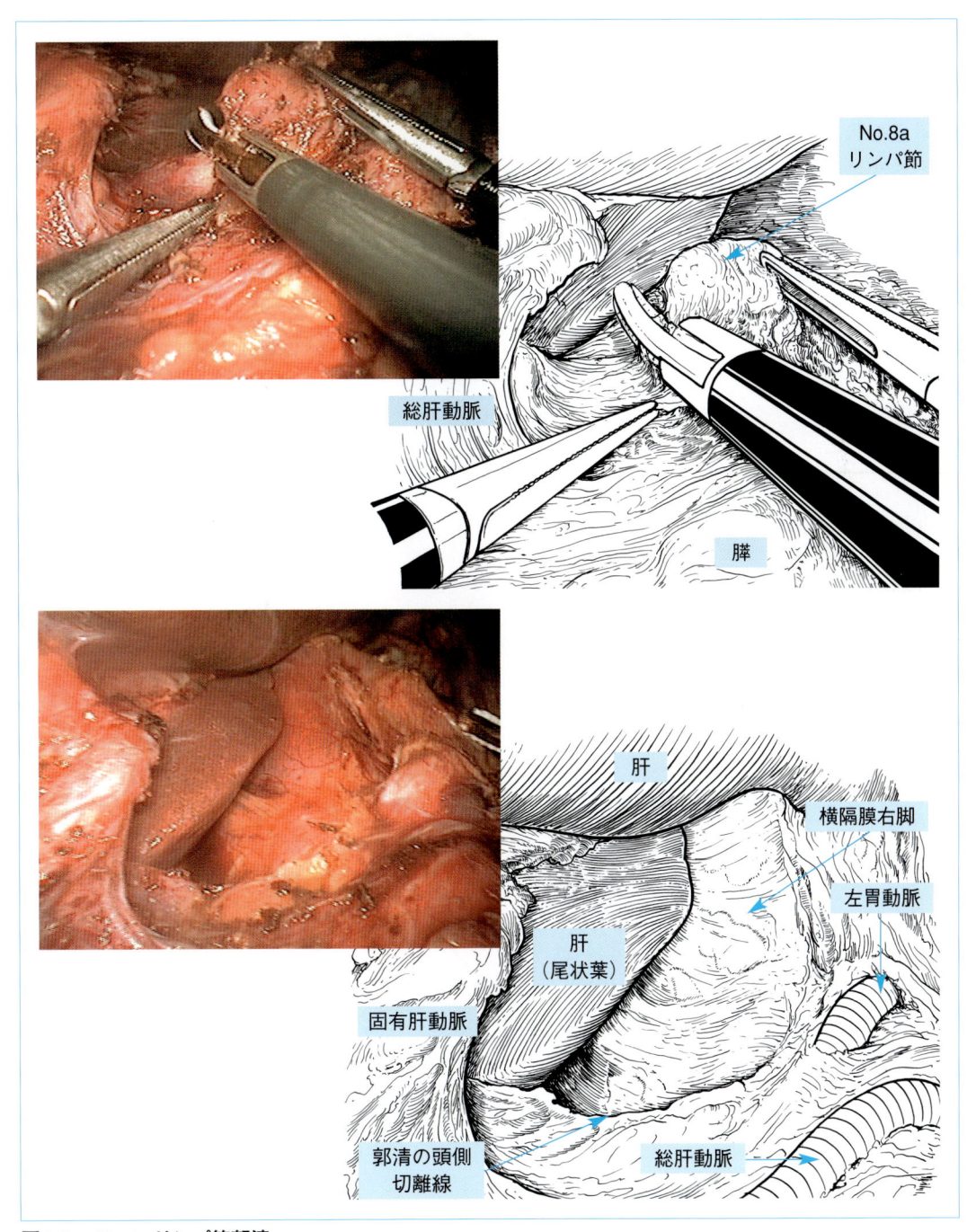

図26b．No.8aリンパ節郭清
〈術野のとりかた（前ステップ同様）〉助手1鉗子：膵上縁を圧排，またはリンパ節近傍を把持する。助手2鉗子：肝臓を挙上する。術者左手鉗子：リンパ節近傍組織を把持し郭清の補助をする

26．No.9リンパ節の郭清

　助手鉗子にて胃体上部小彎を把持し，腹壁側に胃小彎を挙上し胃膵間膜を伸展する。さらにもう1つの助手鉗子にて膵を背側に圧排する。良好な視野の下，No.8aのリンパ節郭清のための膵上縁の切開線を膵尾側に向かって延長する。この際，**図27a**のごとく左手鉗子にて胃膵間膜，または腹膜を把持し頭側へ牽引し，腹膜を伸展させながら右手の鉗子または超音波凝固切開装置にて切離する。D1+βリンパ節郭清であれば，左胃動脈根部を通過した後，脾動脈起始部を確認し，腹膜切開線を頭側へ延長する。続いて，脾動脈起始部から腹腔動脈左側壁を剝離鉗子と超音波凝固切開装置にて剝離する。**図27b**のごとく，この剝離層は非常に疎であり，比較的容易に剝離できる。D2リンパ節郭清の場合は，次項のようにNo.11pのリンパ節郭清を追加する。

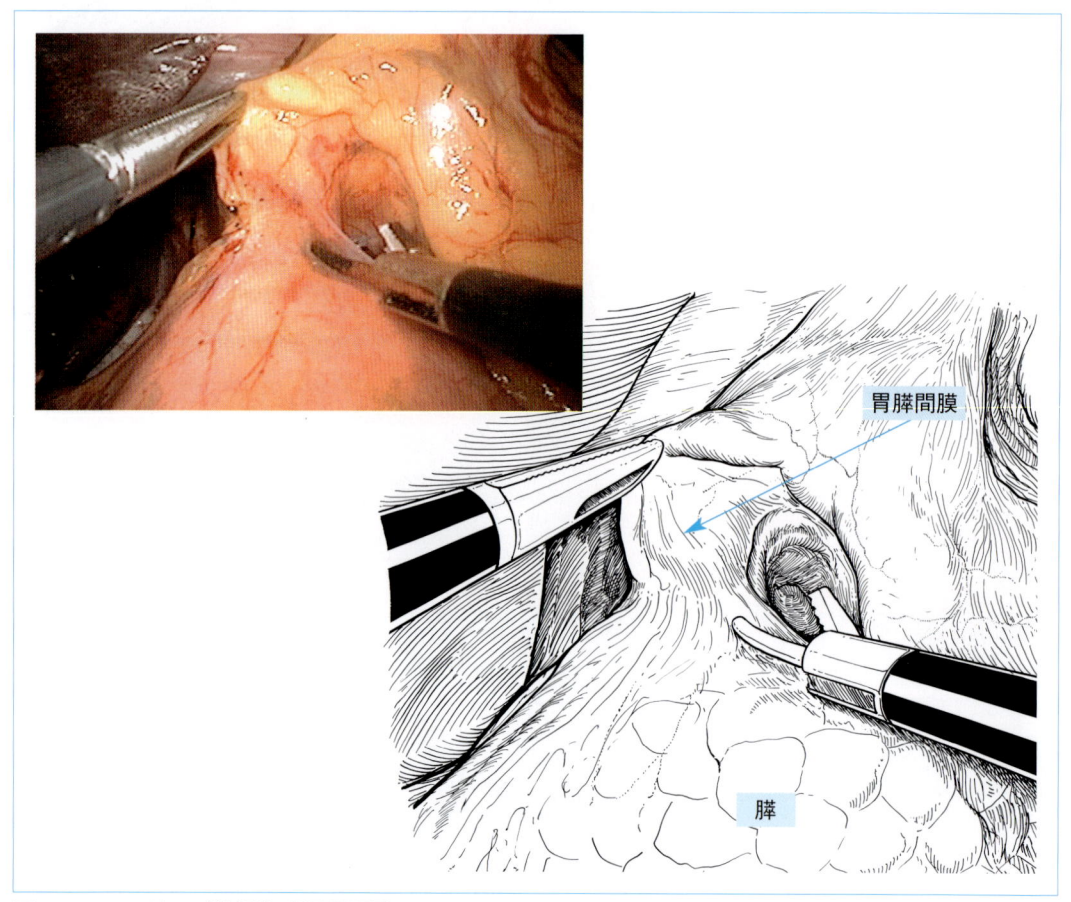

図27a．No.9リンパ節郭清（術野展開）
〈術野のとりかた〉助手1鉗子：胃体部小網を把持し腹壁側へ挙上し胃膵間膜を伸展する。助手2鉗子：肝臓を挙上する。術者左手鉗子：剝離部位直上を把持し，血管を伸展する

Ⅱ．手術の実際

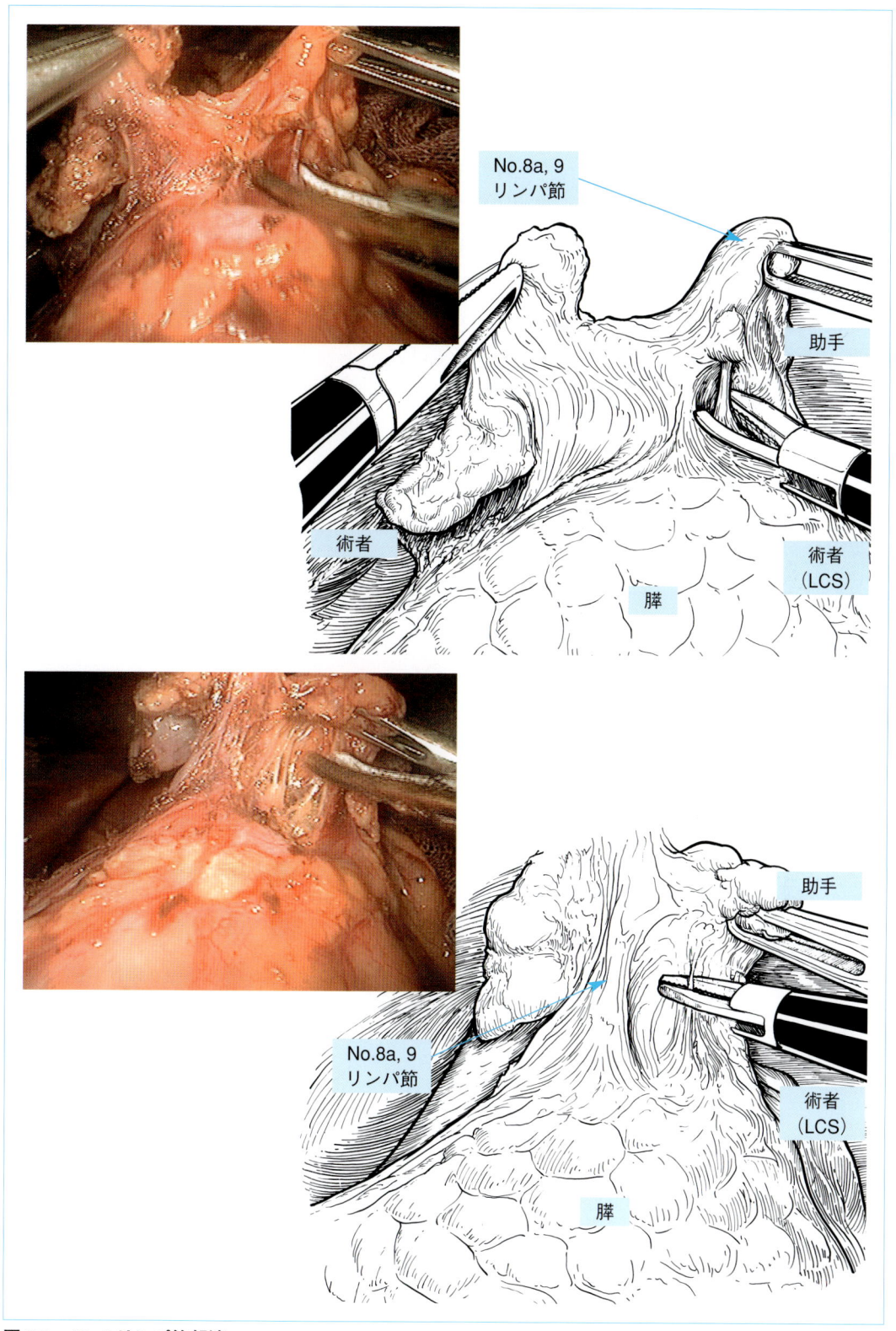

図27b．No.9リンパ節郭清
〈術野のとりかた〉助手1鉗子：リンパ節近傍組織を把持し腹壁側へ挙上する。助手2鉗子：肝臓を挙上する。または胃体部小網を把持し挙上する。術者左手鉗子：リンパ節近傍組織を把持し腹壁側へ挙上する

27．No.11pリンパ節の郭清

　脾動脈の起始部3〜4cmは大きく屈曲し，尾側にU字型のカーブを描きながら走行する．No.8aリンパ節郭清の際の膵上縁の切開線を脾動脈前面に沿い脾動脈のカーブ尾側まで延長しておく．つぎに脾動脈のカーブ尾側のあたりで脾動脈上縁の脂肪塊を頭側へ剥離すると，背側に脾静脈が確認される．図28のごとく，脾動静脈より頭側は，左腎前筋膜に連続する後腹膜下筋膜の前面の層に入り左横隔膜脚の前面まで郭清する．剥離鉗子の剥離幅を最小限に抑え，超音波凝固切開装置にてNo.11pとNo.9のリンパ節郭清を行う．この際，熱や超音波凝固切開装置のキャビテーションによる脾動静脈および膵損傷に注意する．剥離層が深く入ると副腎損傷を生じる可能性があるので少しずつ背側へ剥離し，正しい層に入ることが重要である．

II. 手術の実際　73

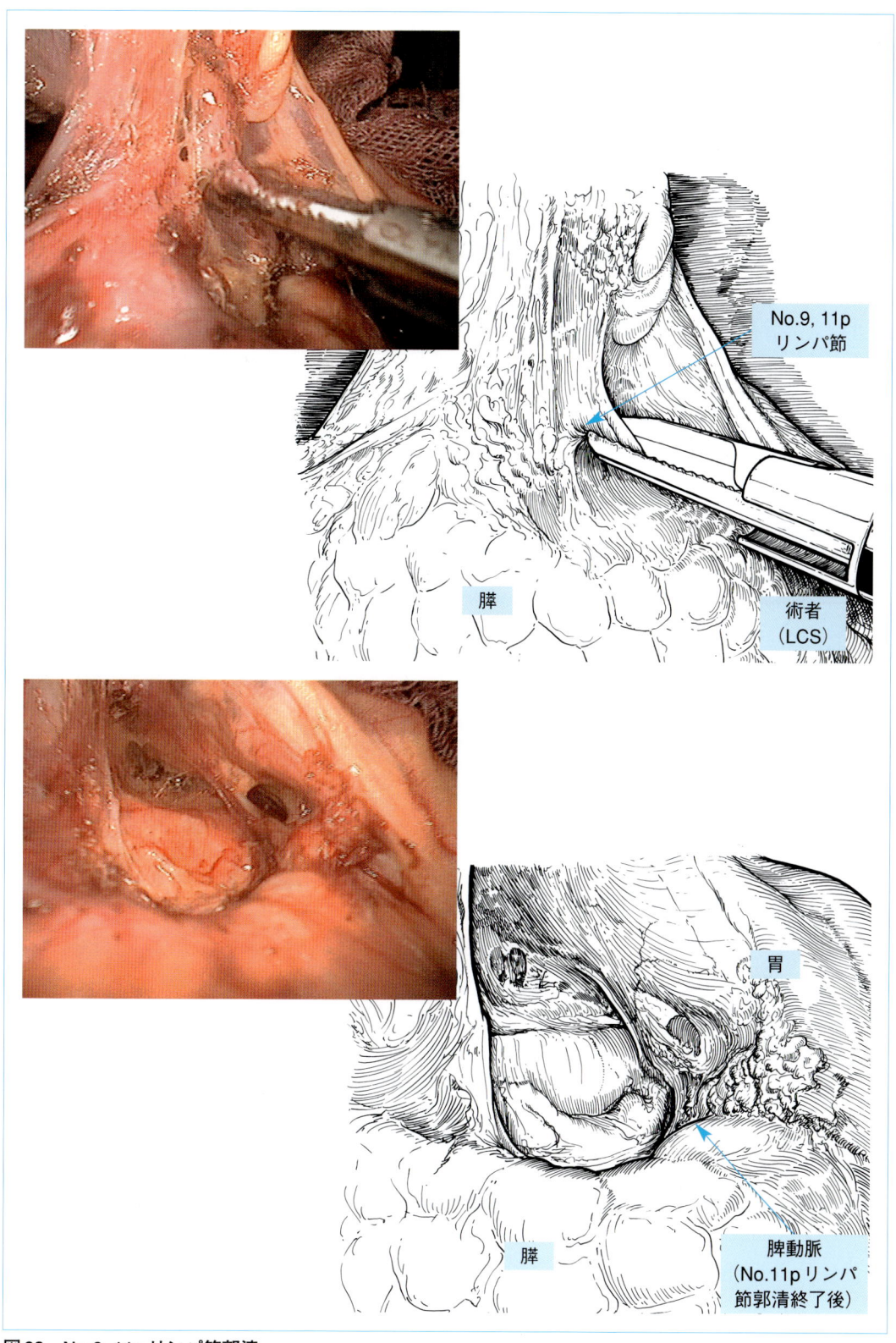

図28. No.9, 11pリンパ節郭清
〈術野のとりかた〉助手1鉗子：胃体部小網を把持し腹壁側へ挙上し胃膵間膜を伸展する．助手2鉗子：肝臓を挙上する．術者左手鉗子：剥離部位直上を把持し，腹壁側へ挙上する

28. 胃上部後面の処理

　左胃動脈の切離の前後に胃上部後面の処理を行う。胃上部後面では，胃膵間膜から横隔膜右脚に連なる脂肪塊と胃上部後面から横隔膜左脚に連なる脂肪塊を認める。**図29a**のごとく，胃膵間膜から横隔膜右脚に連なる脂肪塊を，横隔膜右脚の上縁に沿って食道胃接合部まで超音波凝固切開装置で切離していく。脂肪の多い例では，左胃動脈を切離した後のほうが処理しやすい。また，まれではあるが，この脂肪塊の中に腹腔動脈からの枝として噴門胃底枝が走行している場合があるので，丁寧な凝固切開処理が必要である。また，食道胃接合部近傍では超音波凝固切開装置のキャビテーションによる食道壁の損傷に注意する必要がある。

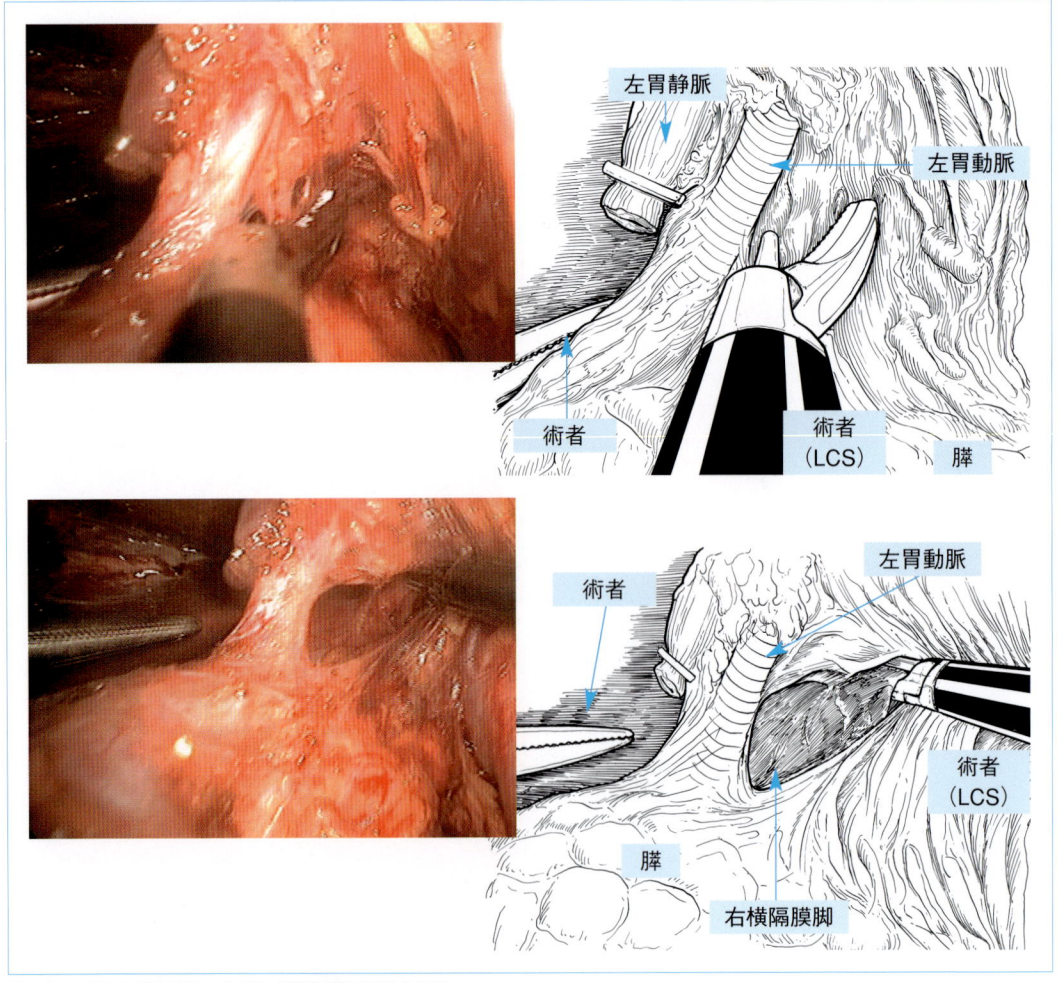

図29a．胃上部後面の処理（横隔膜右脚上縁）
〈術野のとりかた〉助手1鉗子：胃小網を把持し腹壁側へ挙上し胃膵間膜を伸展する。助手2鉗子：肝臓を挙上する。術者左手鉗子：剝離部位近傍を把持し，剝離を補助する

つぎに**図29b**のごとく，胃上部後面から横隔膜左脚に連なる脂肪塊を超音波凝固切開装置にて切離する。脂肪塊の左側に胃後壁を認める。食道胃接合部まで胃後壁から脂肪塊を剝離していく。

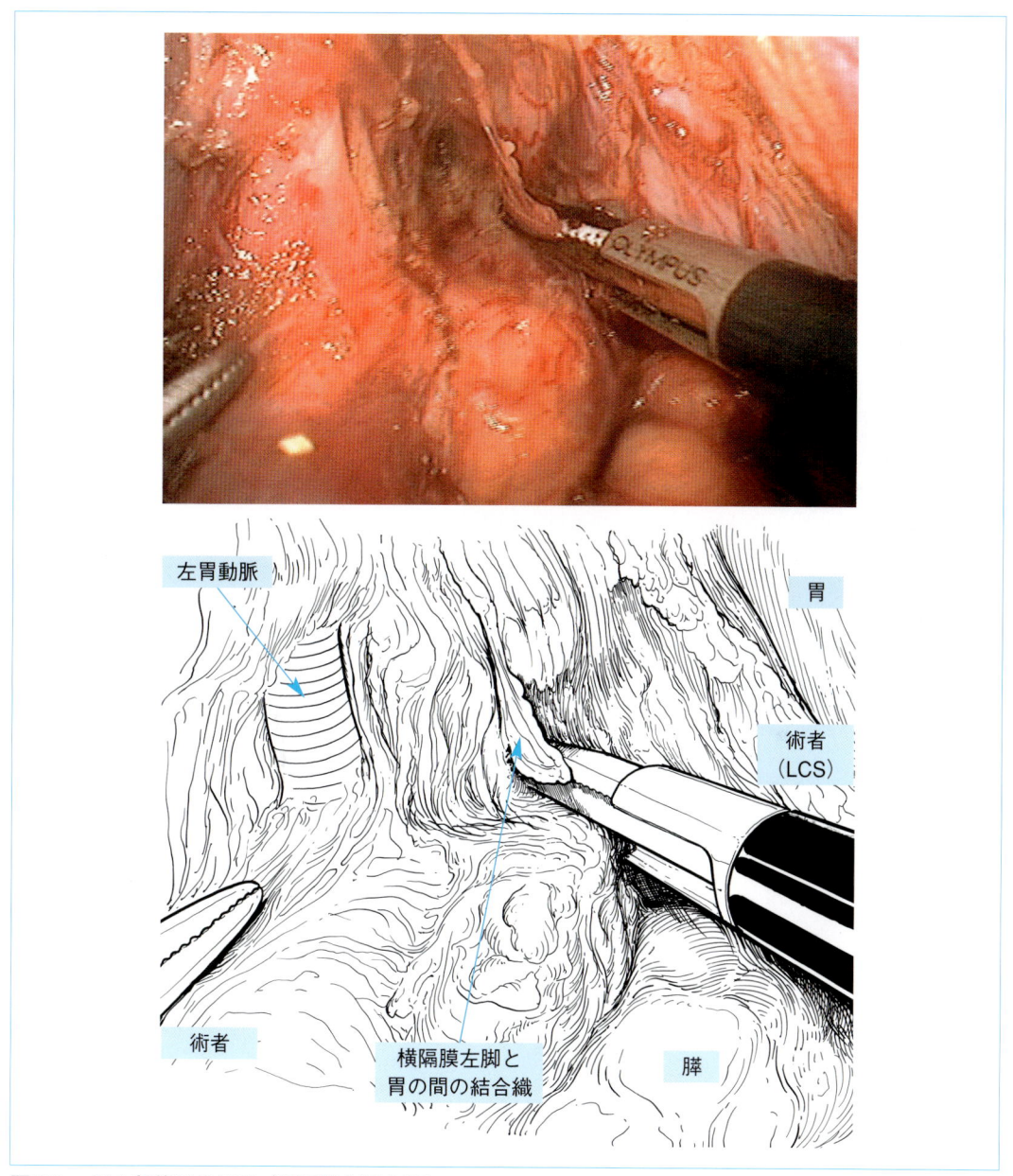

図29b．胃上部後面の処理（横隔膜左脚上縁）
〈術野のとりかた〉助手1鉗子：胃小網を把持し腹壁側へ挙上し胃膵間膜を伸展する。助手2鉗子：肝臓を挙上する。術者左手鉗子：剝離部位近傍を把持し，剝離を補助する

29．左胃動脈の切離

　左胃動脈は，**図30a**のごとく胃膵間膜の網嚢側に位置している。No.8a, 9リンパ節郭清を施行した後，助手鉗子にて胃体上部小彎を把持し，腹壁側に挙上すると左胃動脈根部が確認できる。左胃動脈起始部右側は網嚢側の腹膜と接合しており，左側は迷走神経腹腔枝とリンパ管が走行している。左胃動脈起始部周囲を左側より超音波凝固切開装置にて剝離していく。続いて前項のごとく，左胃動脈の頭側を剝離鉗子にて剝離した後，**図30b**のごとく中枢側は二重に，末梢側は1回のクリップ処置をして超音波凝固切開装置にて切離する。左胃動脈は胃の栄養血管の中でもっとも太い血管であり，万一，左胃動脈の閉鎖がクリップのみでは不十分と思われる際には，結紮を付加する。

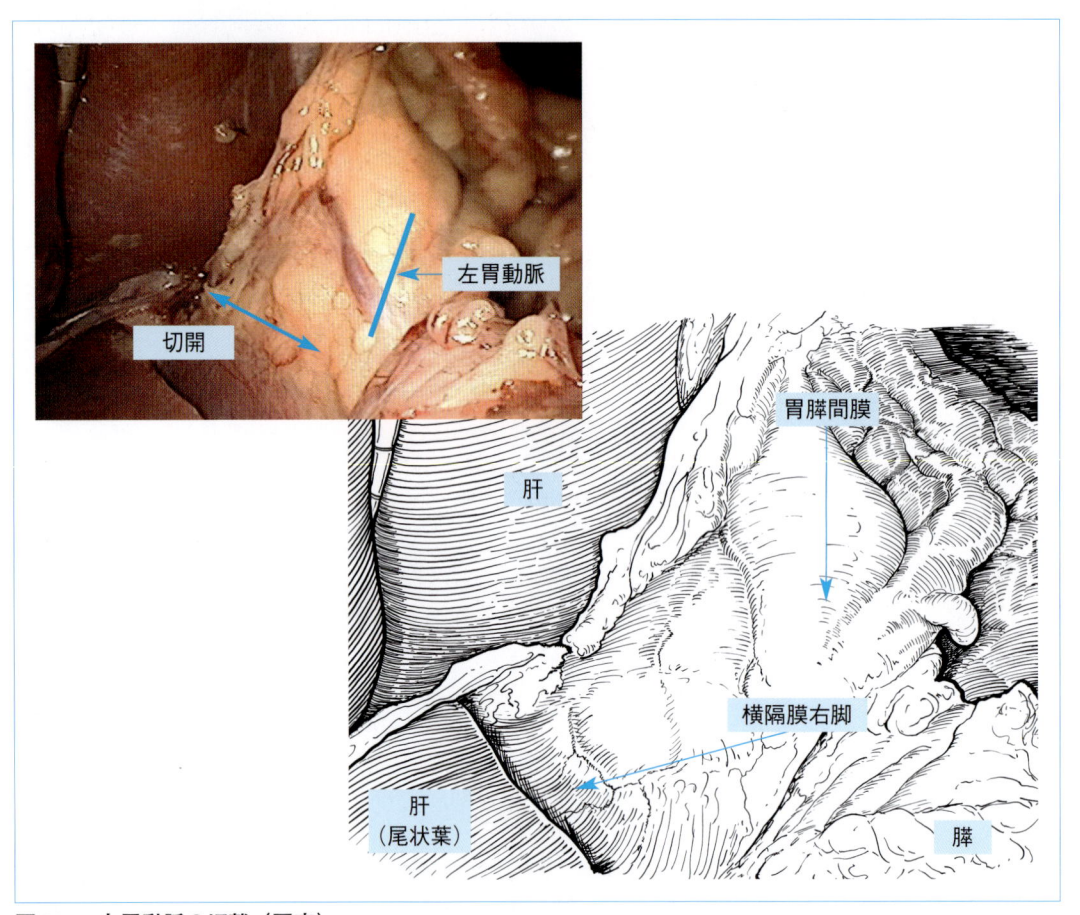

図30a．左胃動脈の切離（同定）
〈術野のとりかた〉助手1鉗子：胃体部小網を把持し腹壁側へ挙上し胃膵間膜を伸展する。助手2鉗子：肝臓を挙上する

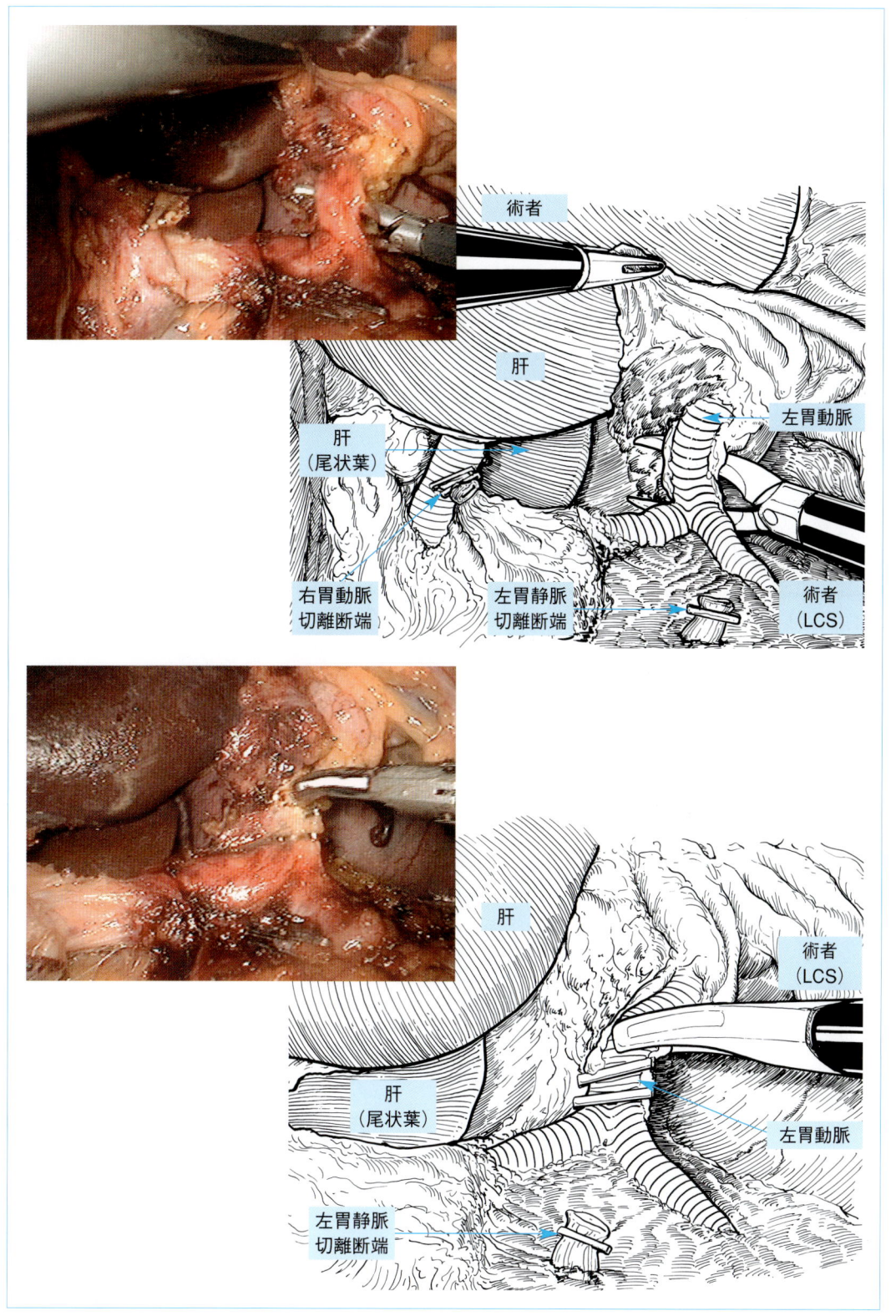

図30b.　左胃動脈の切離（処理）
〈術野のとりかた〉助手1鉗子：胃体部小網を把持し腹壁側へ挙上し胃膵間膜を伸展する．助手2鉗子：肝臓を挙上する．術者左手鉗子：剝離部位直上を把持し，血管を伸展する

30. No.1, 3リンパ節の郭清

No.1, 3リンパ節郭清は, 胃の前面と後面からアプローチする. 助手鉗子で胃体部の小網を把持し, 胃前面からのアプローチの際には, **図31a**のごとく尾側背側に胃を牽引し小網を伸展させる. 図のごとく, 食道胃接合部近傍の小網に超音波凝固切開装置のactive bladeにて穴をあけ挿入し, 小網の前壁を胃壁から剥離していく.

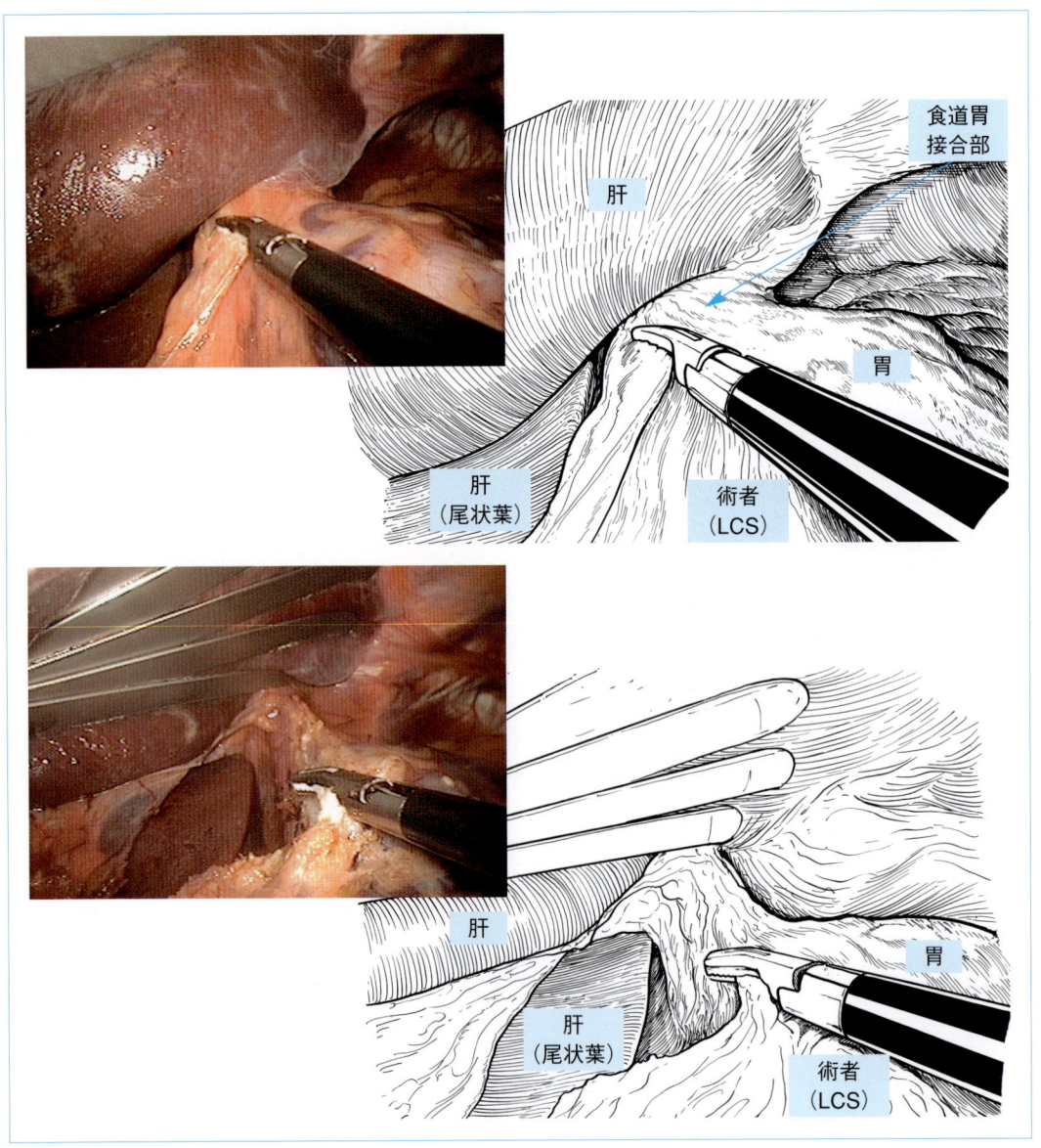

図31a. No.1, 3リンパ節郭清（胃前面）
〈術野のとりかた〉助手1鉗子：胃体部小網を把持し尾側へ伸展する. 助手2鉗子：肝臓を挙上する. 術者左手鉗子：剥離部近傍の小網を把持し, 小網を伸展する

この操作を繰り返し，食道胃接合部から肛門側に4〜5cm剝離しておく．この際，胃壁の損傷に十分注意する．つぎに後面からアプローチを行う．**図31b**のごとく助手鉗子で胃体中部の小網を把持し，小網を腹壁側に垂直に挙上する．超音波凝固切開装置を用いて，食道胃接合部から肛門側に小網を胃壁から剝離していく．この際，迷走神経が同定されるので超音波凝固切開装置にて切離する．

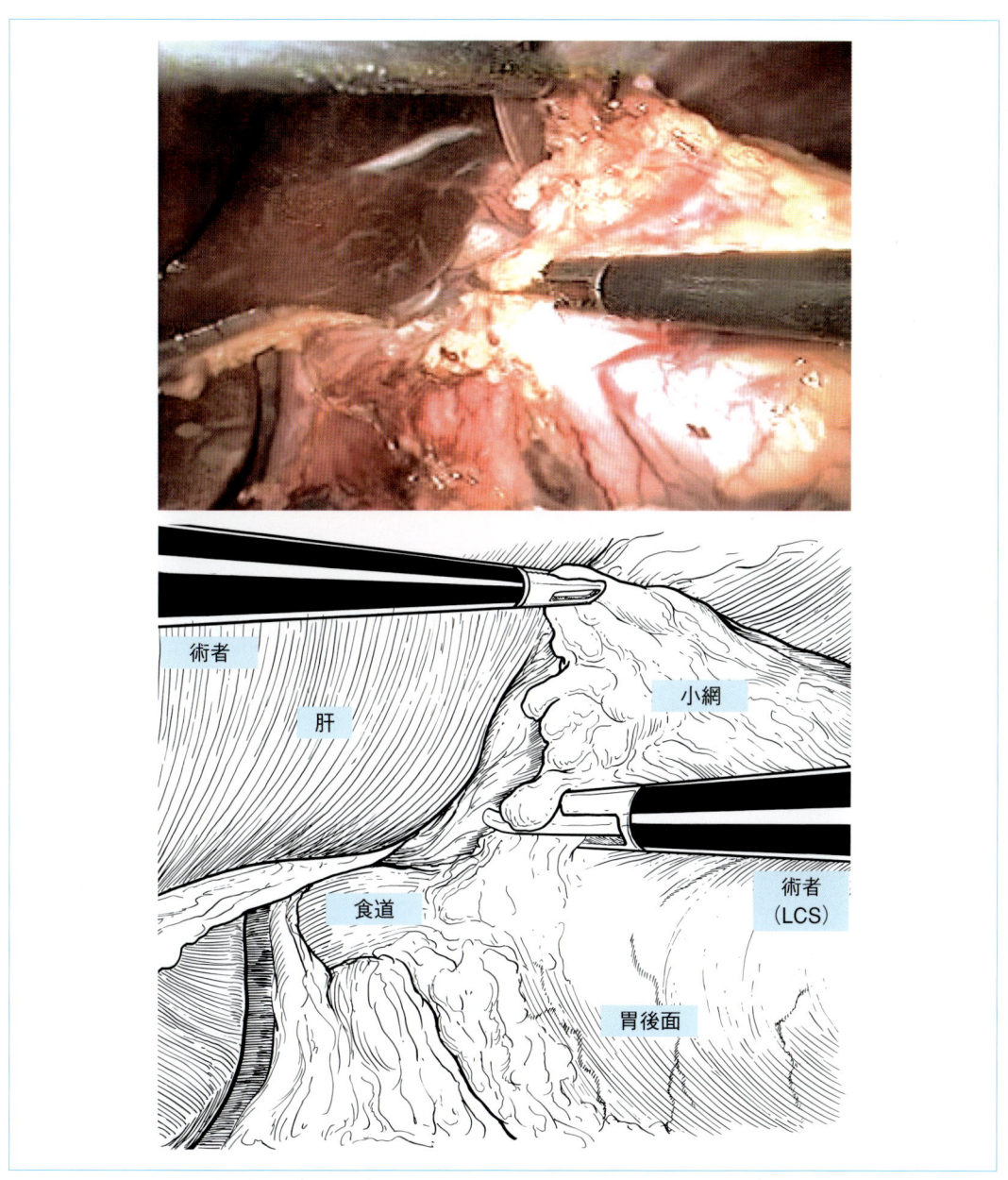

図31b．No.1, 3リンパ節郭清（胃後面）
〈術野のとりかた〉助手1鉗子：胃体部小網を把持し腹壁側へ挙上する．助手2鉗子：肝臓を挙上する．術者左手鉗子：剝離部近傍の小網を把持し，小網を挙上する

31. 小開腹

　小開腹創の位置と長さは，吻合法によって選択する。とくにBillroth-I法による再建の際には，小開腹創の位置と長さが吻合の難易度に影響を与える。たとえば，十二指腸潰瘍や胆嚢摘出術の既往のある場合や肥満患者などにおいては，十二指腸球部の挙上が悪く，正中創からの吻合が困難なことがある。そこで通常，**図32a**のごとく，腹腔鏡観察下に胃十二指腸動脈の分岐部直上，すなわち正中から2～3cm右側に約5cmの小開腹をおく。経腹直筋的に肝鎌状間膜の左側に開腹する。横切開する方法もあるが，腹直筋の一部を離断する必要がある。一方，**図32b**のごとくRoux-en Y吻合においては，正中もしくはやや左側寄りに5cmの小開腹をおく。また，いずれの小開腹創にもwound protectorを装着する。

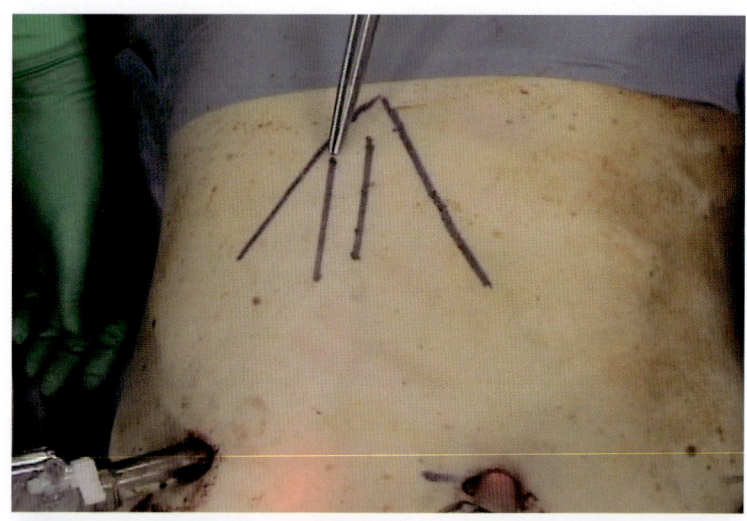

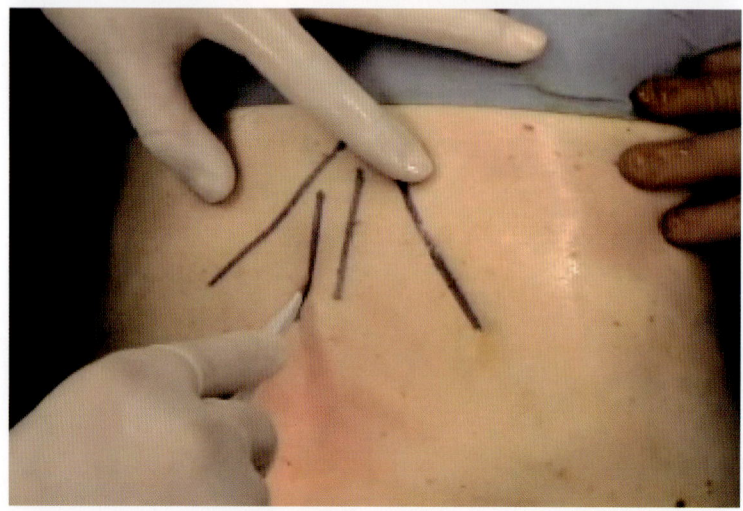

図32a．Billroth-Ⅰ法の際の小開腹創（位置）
小開腹創は正中やや右側におく

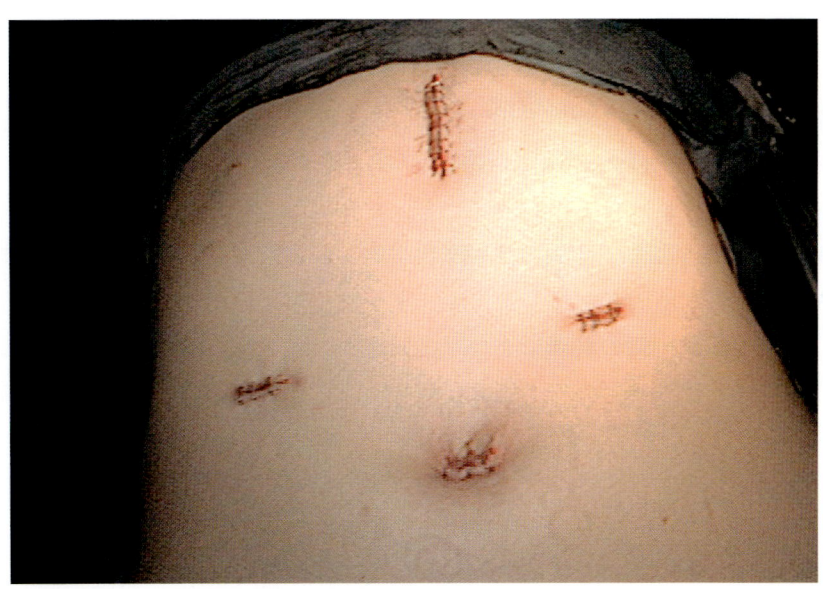

図32b. Roux-en Y 法の際の小開腹創（位置）
小開腹創は正中またはやや左側におく

32. 胃切除

　小開腹創から切除予定部分の胃を体外に引き出す。十二指腸を腹腔内で切離していない場合は，図33aのごとく胃幽門部を小開腹創から引き出し，続いて胃大彎側を引き出すようにすると比較的容易に体外に引き出すことができる。大彎側を十分体外に引き出した後，小彎側の脂肪塊を引き出す。基本的には開腹手術と同様，左胃動脈と左胃大網動脈の最終前枝を結ぶ線で，図33bのごとくリニアカッターを用いて口側を切離する。病変が胃上部に及ぶ際には，術前に口側の境界にクリップ処置をしておく。そのクリップを触知して切除線を決める。また，リニアカッターで切離する際，同部に胃管のないことを確認しておく。一方，すでに腹腔内で十二指腸を切離している場合には，十二指腸側の断端を把持し，切除予定胃を小開腹創から引き出し，胃の切除を同様に行う。

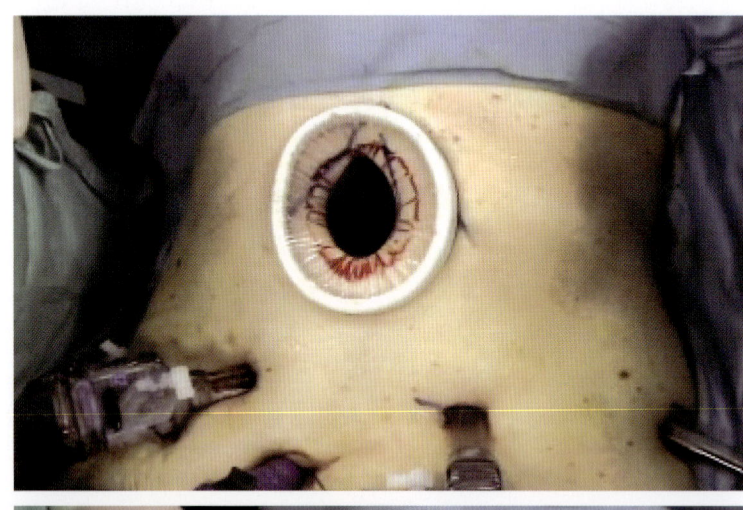

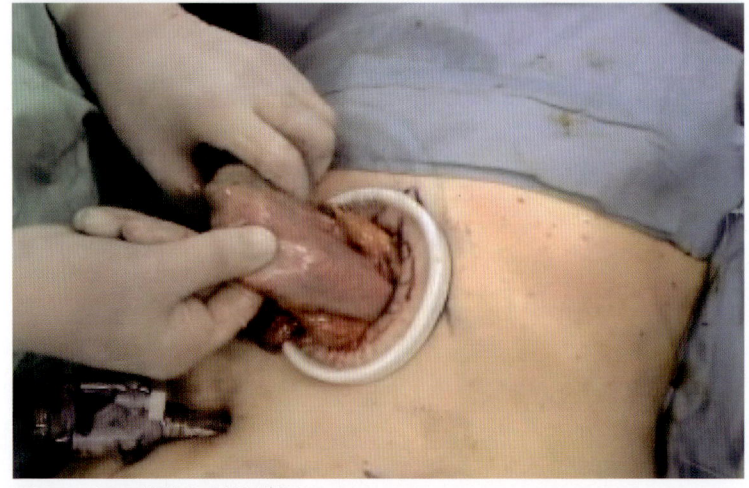

図33a．胃の体外への引き出し
まず胃の大彎側を出し，つぎに小彎側を引き出すようにする

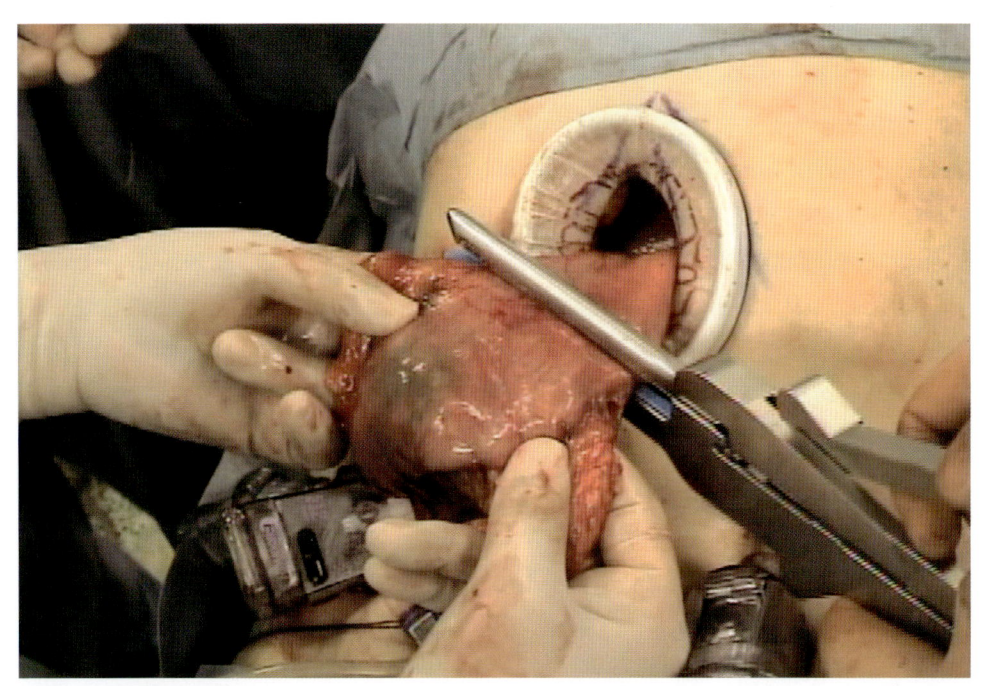

図33b. 胃口側の切離
切除線は開腹下の胃切除と同様にする。残胃は大きくならないように心がける

33．Billroth-Ⅰ法による再建（手縫い）

　手縫いのBillroth-Ⅰ法による残胃十二指腸吻合は，基本的に開腹手術と同様に行う。われわれは，Albert-Lembert法を用いて吻合している。小開腹創からの吻合においては，十二指腸の挙上が不十分になりやすいため，**図34a**のごとく，切除予定部の胃をつけたまま十二指腸周囲の脂肪織を除去し，つぎに後壁の漿膜筋層縫合を行っている。十二指腸の血行維持のため，十二指腸周囲の剝離は必要最小限にとどめておく。漿膜筋層縫合が終了した後，**図34b**のごとく小児用腸鉗子をかけ，十二指腸を切離する。その後，開腹手術と同様，後壁全層縫合，前壁全層縫合，前壁漿膜筋層縫合を行う。

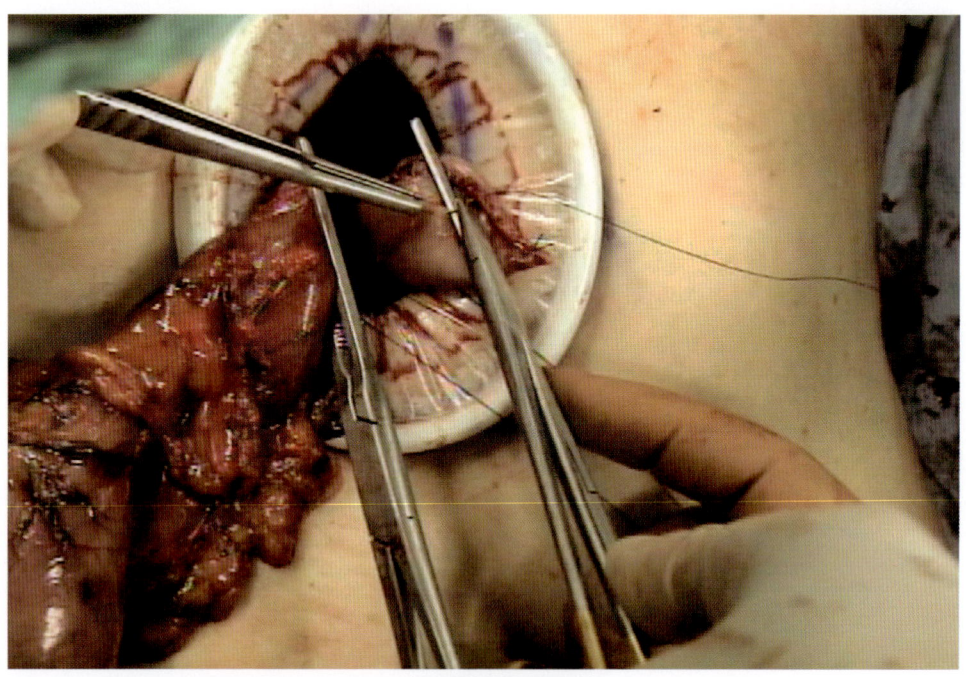

図34a．手縫いBillroth-Ⅰ法による吻合（後壁漿膜筋層縫合）
十二指腸を切離する前に後壁の漿膜筋層縫合を行う

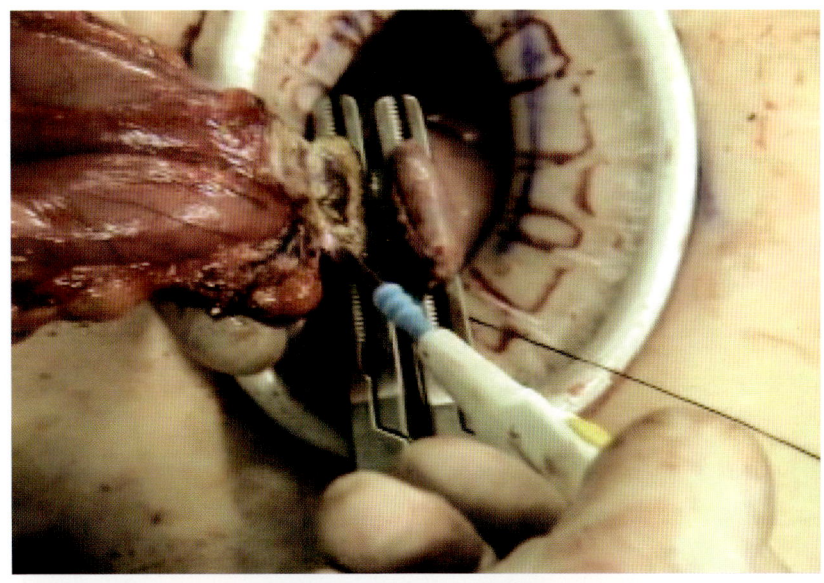

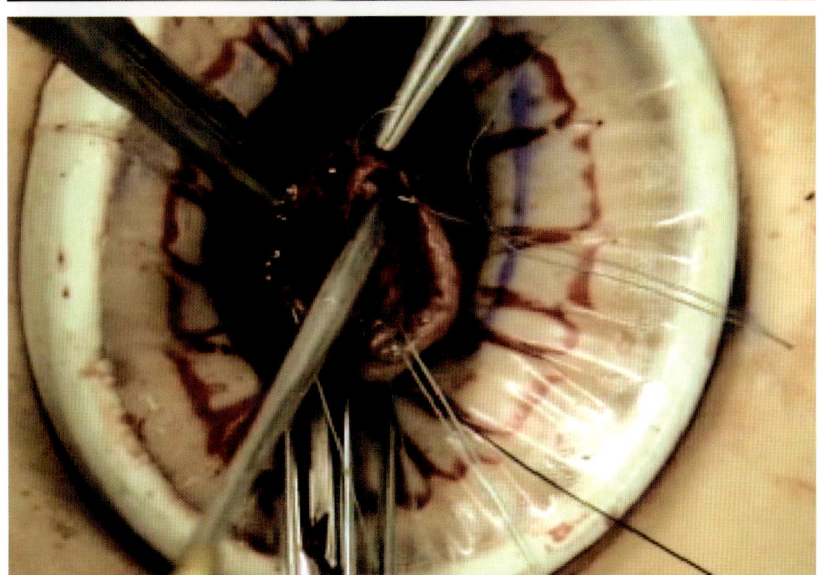

図34b. 手縫いBillroth-Ⅰ法による吻合
その後,十二指腸を切離し,後壁全層縫合を行う

34．Billroth-Ⅰ法による再建（器械吻合）

　器械吻合のBillroth-Ⅰ法再建には，さまざまな工夫がなされている。代表的な方法としては，図35aのごとく幽門側胃切除を行った後，十二指腸にサーキュラー・ステイプラーのヘッドを装着し，残胃前壁に切開をおいて自動吻合器を用い，残胃後壁に吻合する方法である。この方法での注意点は，血行の維持の観点から吻合部と前壁の切開線を残胃の断端から2cm以上の間隔をあけること，および狭窄防止のために28mm以上の自動吻合器を用いることが重要である。吻合後は前壁の切開創をリニアカッターにて閉鎖する。一方，残胃に切開創を残さない方法も行われている。まず十二指腸側を切離し，十二指腸にサーキュラー・ステイプラーのヘッドを装着する。つぎに図35bのごとく切除予定部に切開をおき，後壁に自動吻合を行う。その後，口側をリニアカッターにて切離する。

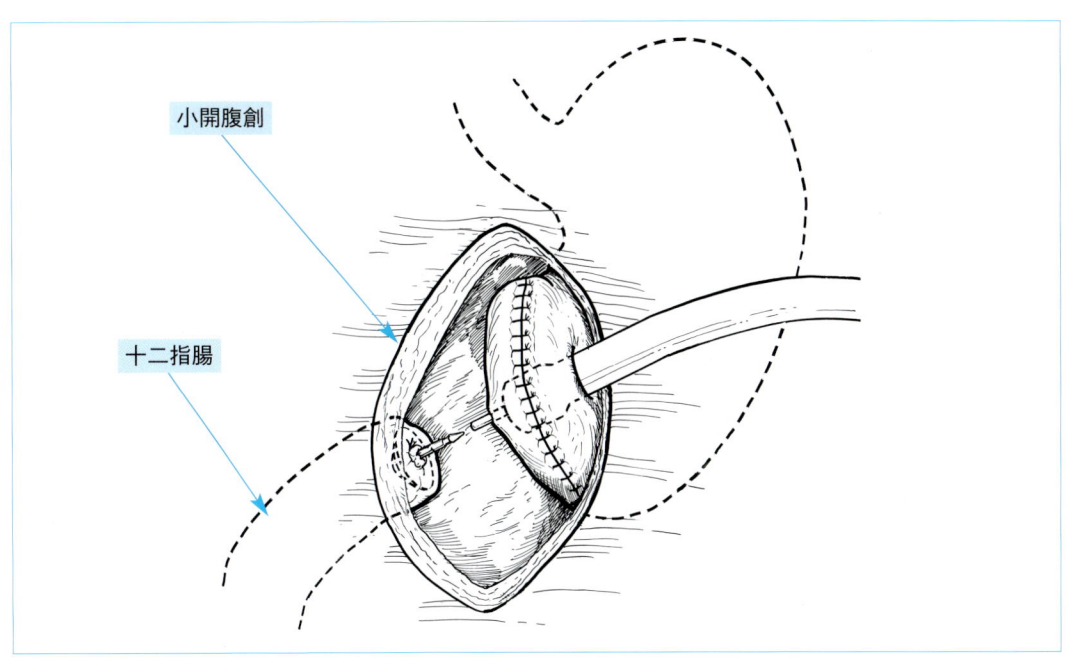

図35a. 器械Billroth-Ⅰ法による吻合
残胃の前壁に切開をおき，自動吻合器を挿入し，残胃後壁と十二指腸を吻合する

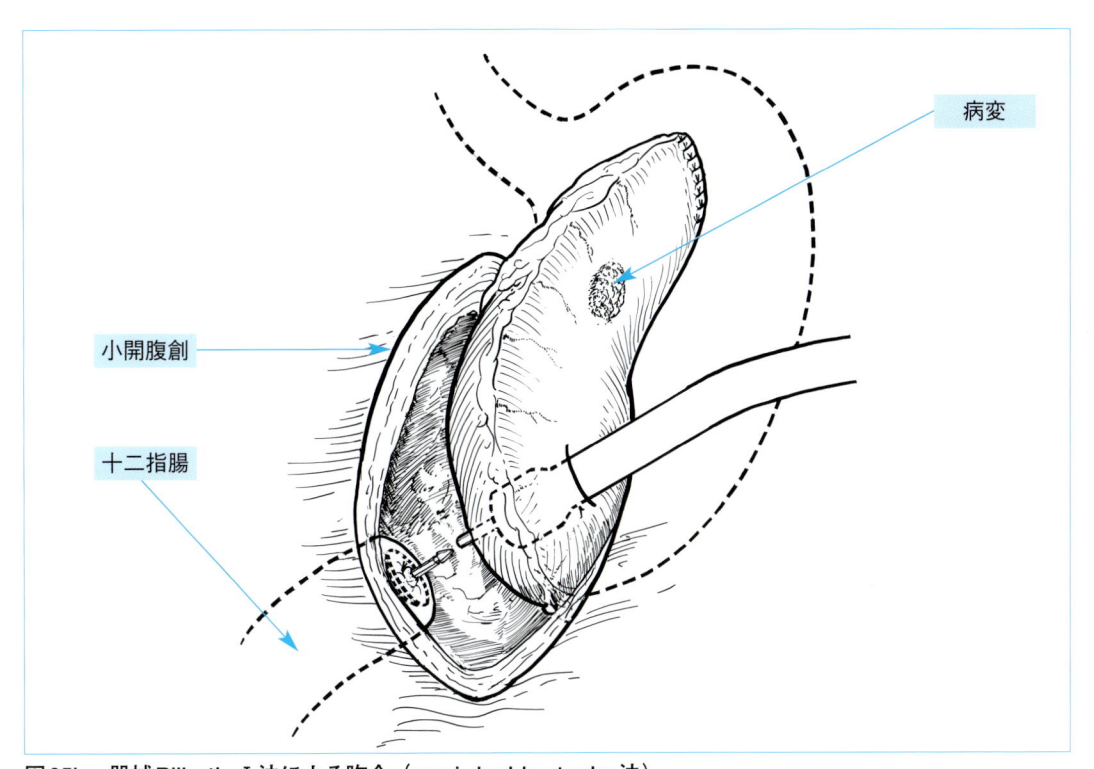

図35b. 器械Billroth-Ⅰ法による吻合（semi-double stapler法）
胃を切離する前に切離予定胃より切開をおき，自動吻合器を挿入する。胃十二指腸吻合が終了した後に，胃切除を行う

35. Roux-en Y 法による再建（体外吻合）

　Roux-en Y 法による再建は，術後の逆流症状が少ないことから，近年，増加傾向にある。Roux-en Y 法による再建法を用いる場合には，十二指腸は腹腔鏡下に切離しておく。まず，**図 36a** のごとく助手との共同操作によりトライツ靱帯を腹腔鏡下に確認し，空腸 20 〜 30cm 部を小開腹創から前結腸性に引き出す。この際，挙上腸管のねじれがないように注意する。

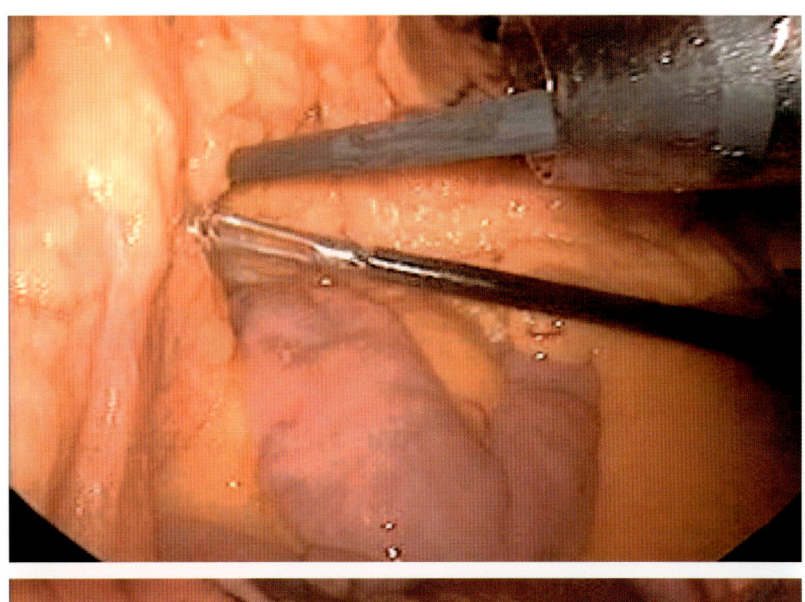

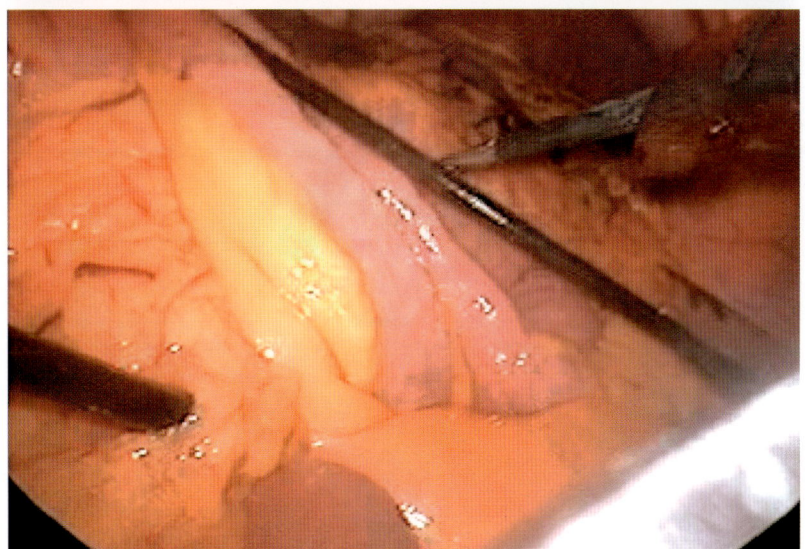

図36a. Roux-en Y法（空腸の挙上）
上：トライツ靱帯の確認，下：小腸の挙上。トライツ靱帯から約20～30cmの場所にマークし挙上する

体外にてリニアカッターを用いて腸管を切離し，腸間膜を切開する．挙上予定部の腸管を体外に約30cm引き出し，**図36b**のごとく3列のリニアカッター（60mm）を用いて側側吻合にてY脚を作成する．リニアカッター挿入部は手縫いにて閉鎖する．Y脚部の腸管膜を閉鎖した後，Y脚部を腹腔内に戻す．つぎに**図36c**のごとく，胃を引き出し切離した後，残胃大彎と挙上腸管を器械吻合にて側側に吻合する．

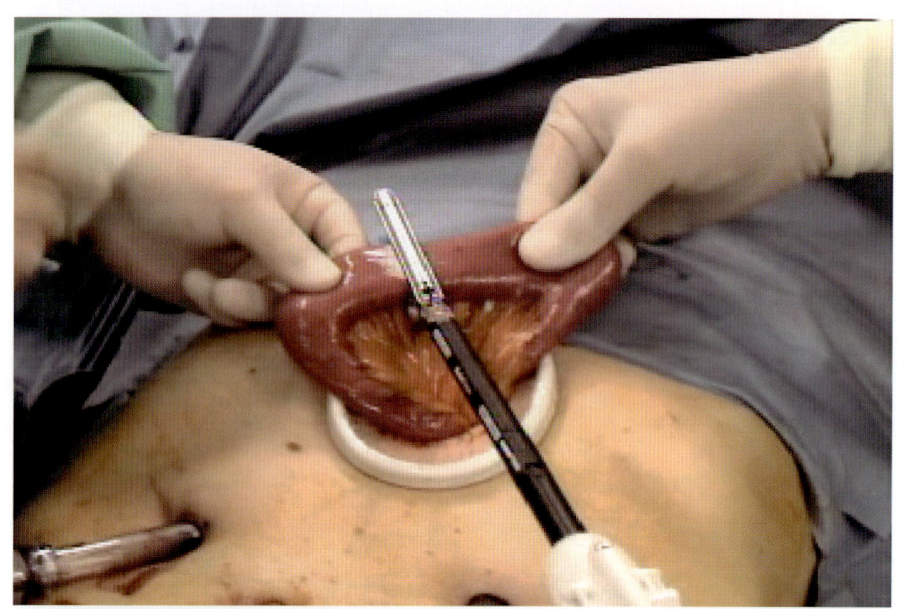

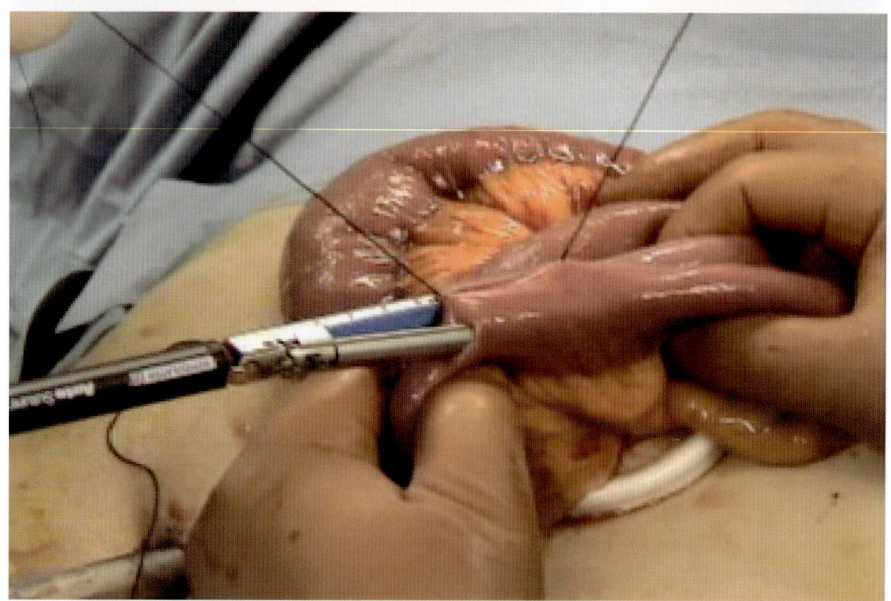

図36b．Roux-en Y法（Y脚作成）
上：小腸切離，下：Y脚の吻合．挙上腸管を小開腹創から体外に引き出し切離しY脚を作成する

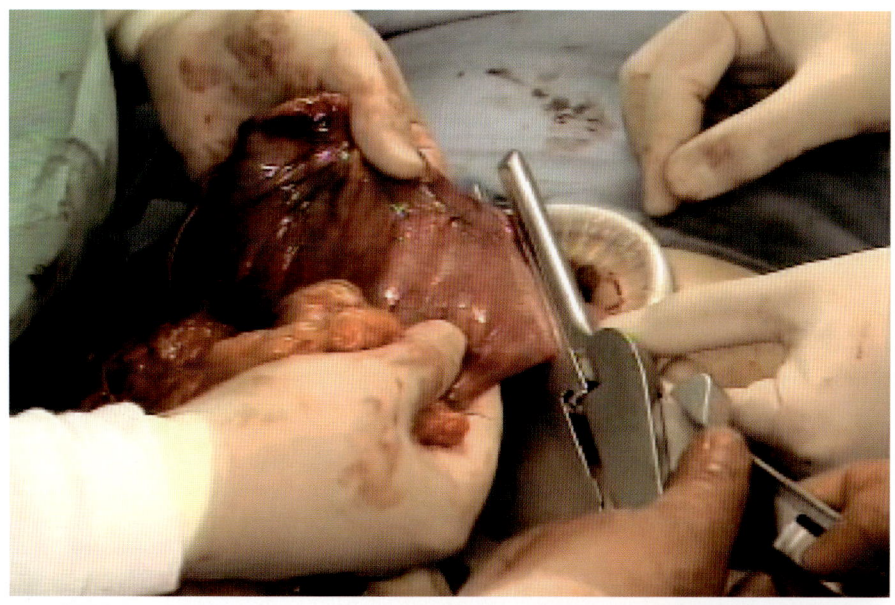

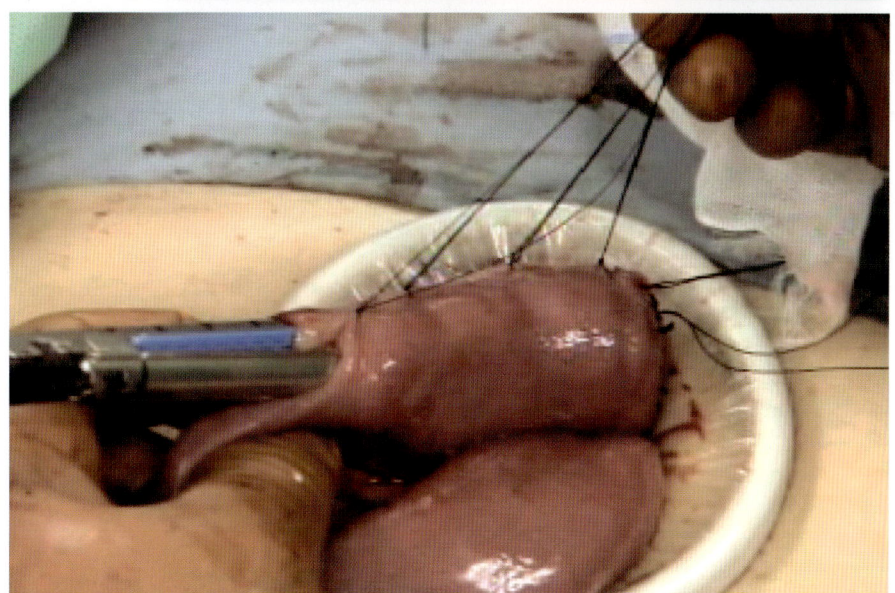

図36c. Roux-en Y法（残胃空腸吻合）
上：胃の切除，下：残胃空腸吻合。小開腹創から胃を切除した後，残胃空腸吻合を行う

36．Roux-en Y法による再建（腹腔内吻合）

　近年，自動吻合器の発展に伴い吻合操作のすべてを腹腔鏡下に行う施設もある．胃切除を腹腔鏡下に行い，摘出標本をエンドキャッチに収納し腹腔内に留置しておく．助手との協調操作によってトライツ靱帯を確認し，トライツ靱帯から20〜30cmの部位の空腸を前結腸性に挙上し，**図37a**のごとく残胃と肛門側空腸にて残胃空腸吻合を作成する．つぎに**図37b**のごとく，残胃の挿入孔の閉鎖と空腸の切離をリニアカッターにて施行し，超音波凝固切開装置にて腸間膜を切離する．さらに**図37c**のごとく，残胃空腸吻合部から30cm離れた肛門側空腸に，先ほど切離した口側空腸を器械吻合にて側側に吻合する．挿入孔に支持糸をかけ，リニアカッターにて閉鎖する．

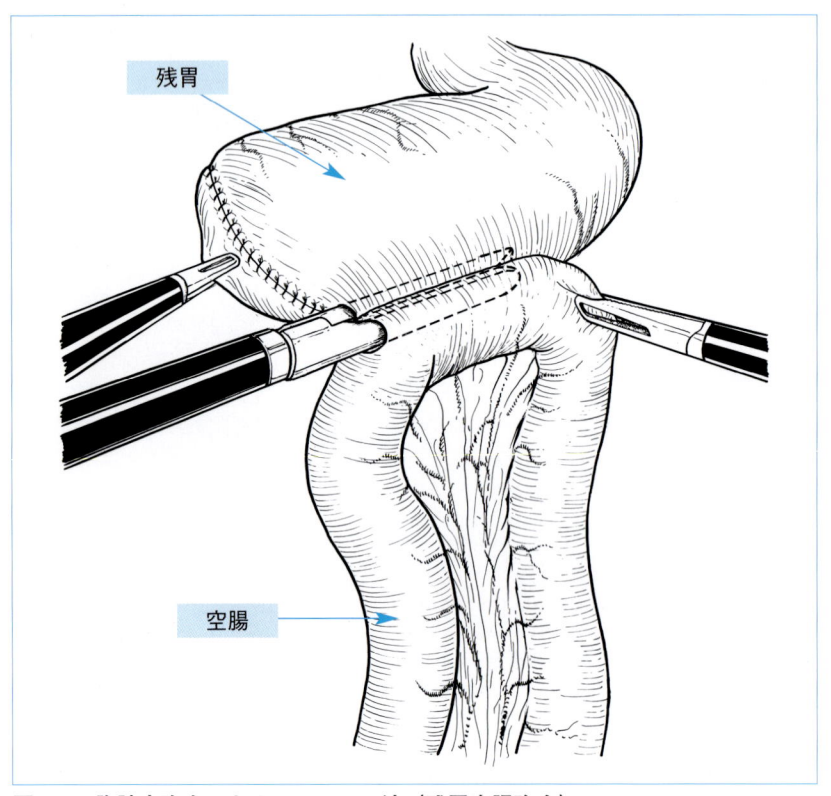

図37a．腹腔内吻合によるRoux-en Y法（残胃空腸吻合）

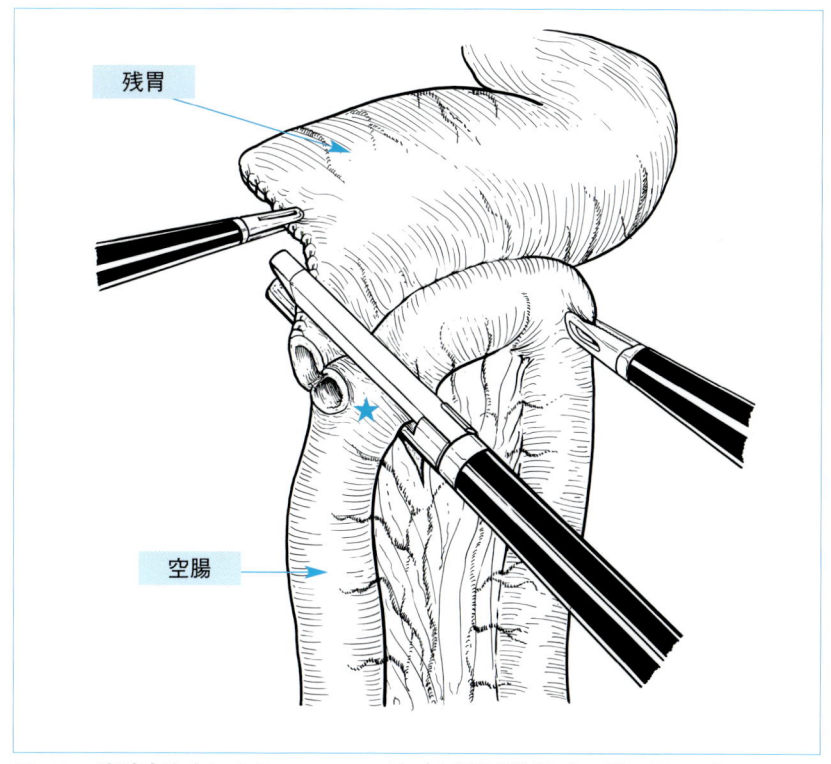

図37b. 腹腔内吻合によるRoux-en Y法（空腸切離）（★をY脚に用いる）

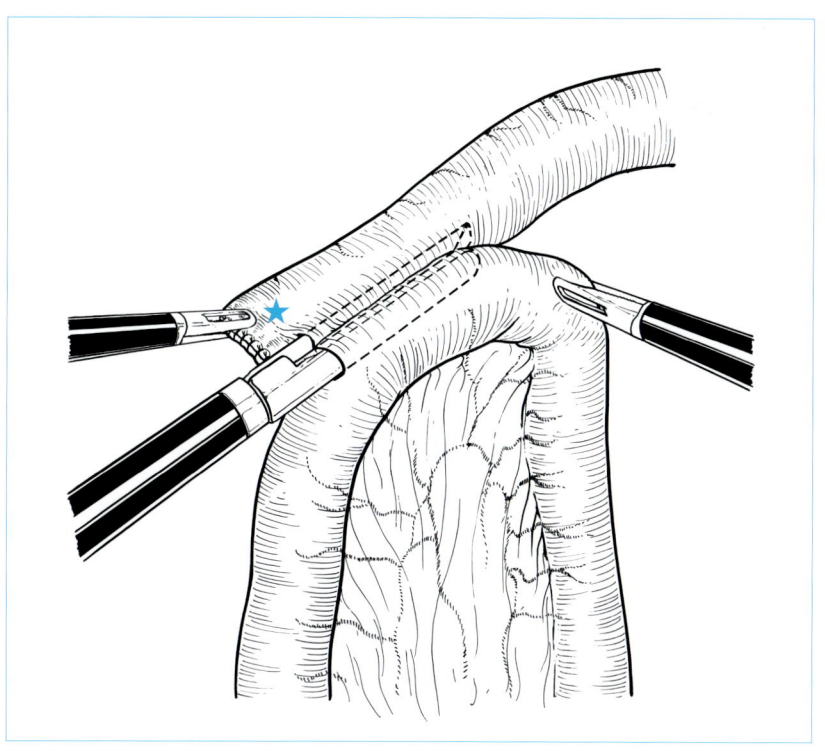

図37c. 腹腔内吻合によるRoux-en Y法（Y脚）

37．再気腹・洗浄・ドレーンの挿入

　小開腹創から腹腔内を洗浄することも可能である．しかしながら，通常はディスポサンド装着やwound protectorに手袋の装着を行い，小開腹創を密閉し，再気腹を行い洗浄する．**図38a**のごとく，再気腹下に出血の有無，吻合部の過剰な張力の有無などを確認し，腹腔鏡下に十分洗浄する．洗浄後，**図38b**のごとく腹腔鏡下操作にて情報ドレーンを肝下面に1本留置する．この際，ドレーンが吻合部にかからないように注意する．最後に腹腔鏡観察下にトロッカーを抜去し，トロッカー挿入部からの出血がないことを確認して腹腔鏡下操作を完了する．

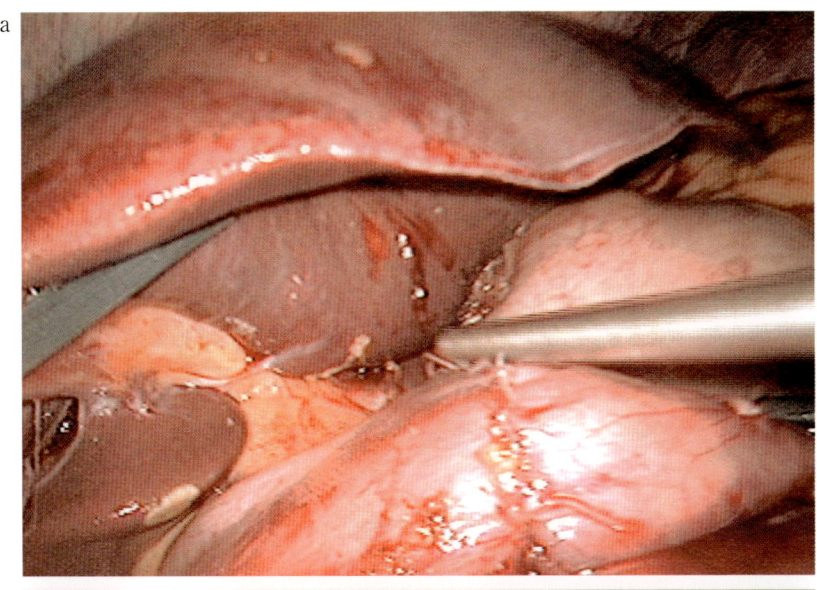

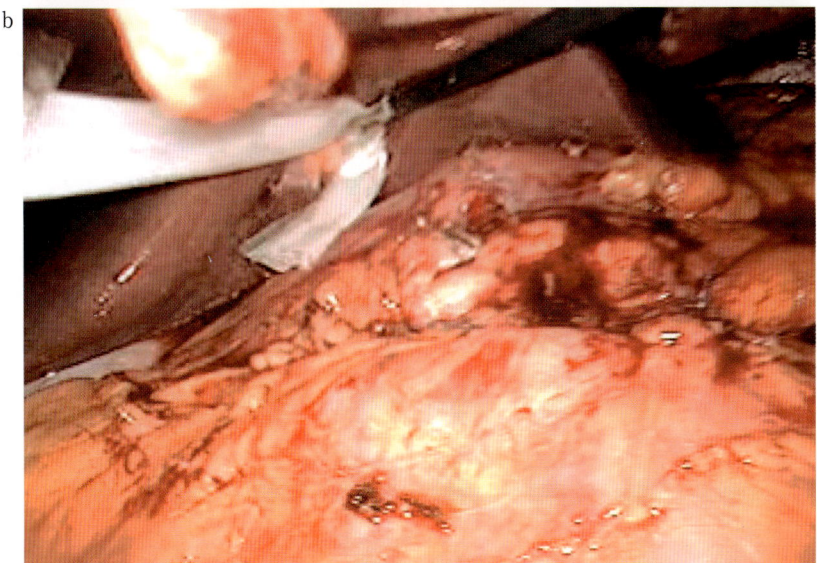

図38. 再気腹
a：洗浄および吻合部と止血の確認を行う。b：ドレーンを留置する

38. 閉　腹

　小開腹創の閉腹は意外と厄介である。正中創は2層に，経腹直筋経由の開腹では3層に行っている。腹壁を縫合する際の糸はブレードの吸収糸を用いて結節縫合にて行っている。小開腹創の閉腹は，まず両端を縫合した後，**図39a**のごとく，創の中央に支持糸をおき創を開放すると，つぎからの針がかけやすくなる。

　臍下部の創もブレードの吸収糸を用いて閉鎖する。10mmトロッカー挿入部は、原則的に腹直筋や腹斜筋の前鞘か，または皮下に1針縫合するようにしている。手術終了時の手術創は**図39b**のようになる。

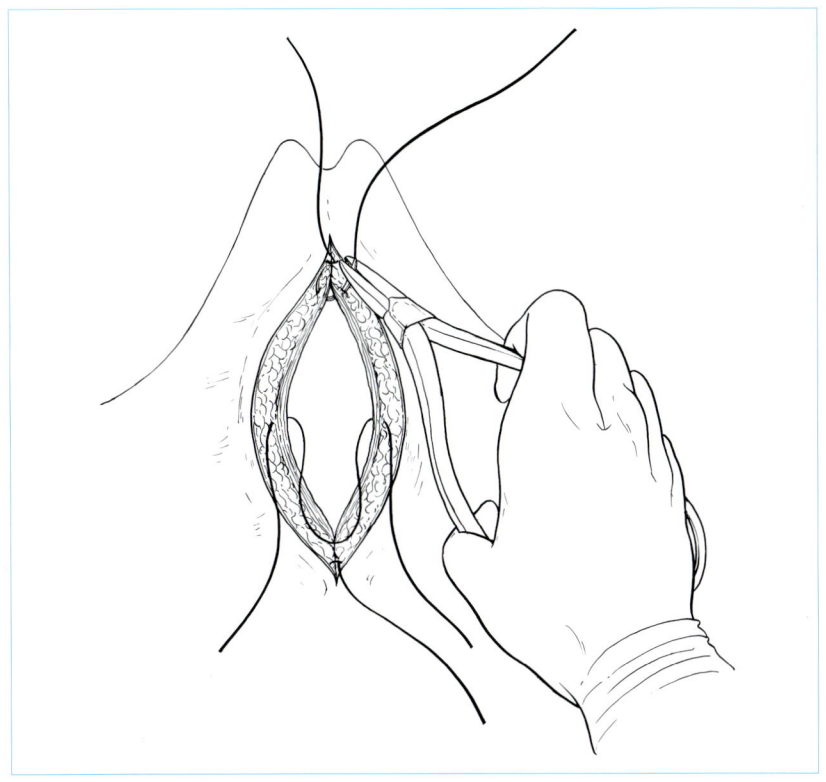

図39a. 小開腹創閉鎖
5cmの小開腹創なので，両端を閉じた後，創の中央に糸をかけ，創を開くようにすると，針を容易にかけることができる

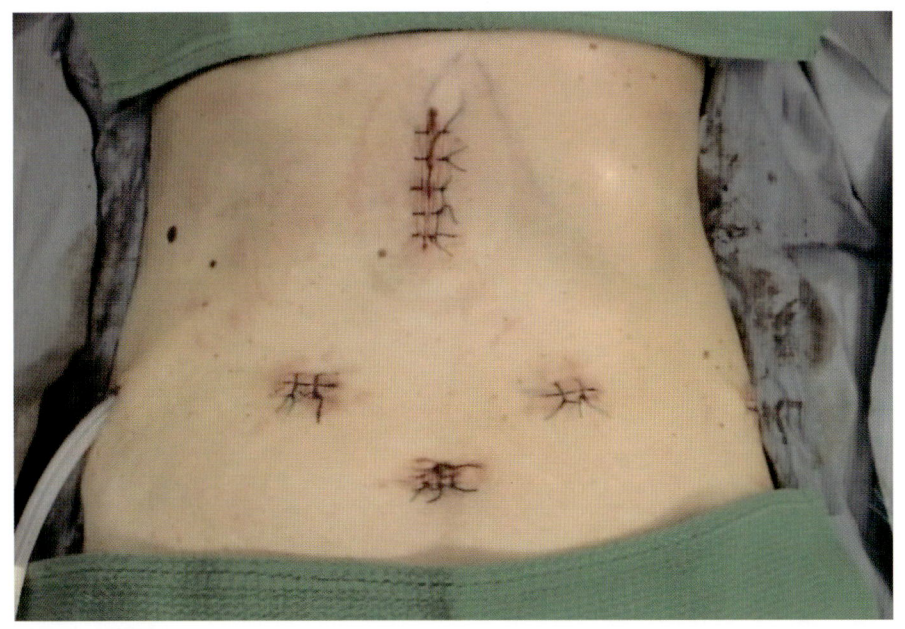

図39b. 手術創

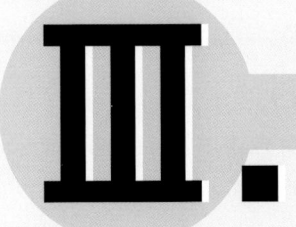

Ⅲ.
トラブルシューティング

Ⅲ．トラブルシューテイング

1．術中偶発症

　腹腔鏡下手術は，モニター観察下の鉗子による操作であり，拡大視効果などの利点がある一方，触覚がないことや鉗子の自由度に制限があるなどの欠点がある。そのため，術中偶発症にも特徴がある。**図40a**に厚生労働省がん研究助成金研究班（北野班，JLSSG）による第4回アンケート調査結果を示した。偶発症の発生率は約2％であり，出血と他臓器損傷が多い。**図40b**は同研究班のアンケート調査結果で，出血の部位別頻度を示したものである。その結果，出血部位頻度の高い場所は，胃上部と幽門下部であることが示された。出血も他臓器損傷も予防が大切であり，愛護的な操作を心がける必要がある。

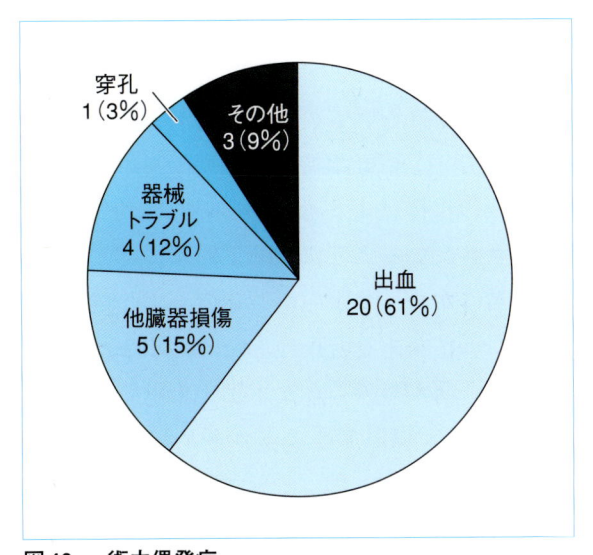

図40a. 術中偶発症
(JLSSG 第4回アンケート調査結果)

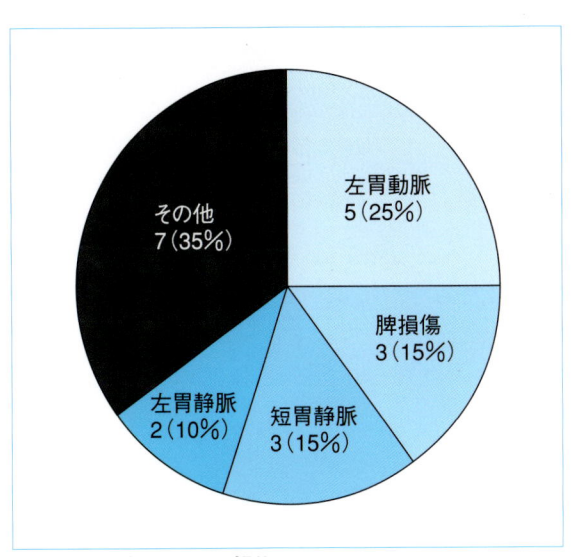

- 出血 20 (61%)
- 他臓器損傷 5 (15%)
- 器械トラブル 4 (12%)
- 穿孔 1 (3%)
- その他 3 (9%)

図40b. 術中出血好発部位
(JLSSG 第4回アンケート調査結果)

- 左胃動脈 5 (25%)
- 脾損傷 3 (15%)
- 短胃静脈 3 (15%)
- 左胃静脈 2 (10%)
- その他 7 (35%)

2．出血の予防法—幽門下操作

　開腹手術に移行するほどの出血はないものの，右胃大網動静脈の処理の際に出血を認めることが多い．出血部位として，①術野維持の際の助手の鉗子による大網の損傷や，②動脈剝離の際の幽門下動脈の枝の損傷によるものが多い．幽門下の操作においては，**図41a**のごとく右胃大網動静脈が垂直になるように，助手鉗子によって把持する．操作部位から離れた場所を把持すると大網にかかった張力が認識できず，過剰な把持力のために大網損傷を引き起こし，出血を招くことがある．操作部位の近くを把持し，過剰な把持力を加えないことが重要である．一方，**図41b**のごとく，鉗子を用いて右胃大網動脈の十二指腸側を剝離する際，幽門下動脈の枝を損傷することが多い．剝離鉗子の過剰な開脚を避け，最小限の剝離にとどめる．

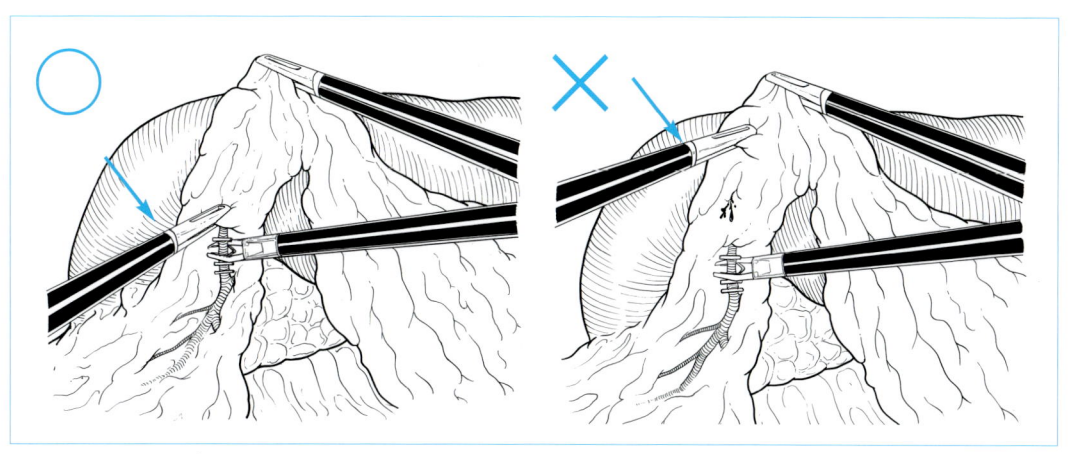

Ⅲ．トラブルシューティング　103

図41a．出血予防（幽門下の処理の術野展開における把持鉗子の位置）
助手鉗子および術者の左手鉗子は，切離部のすぐ近傍を把持する（張力による損傷の回避）

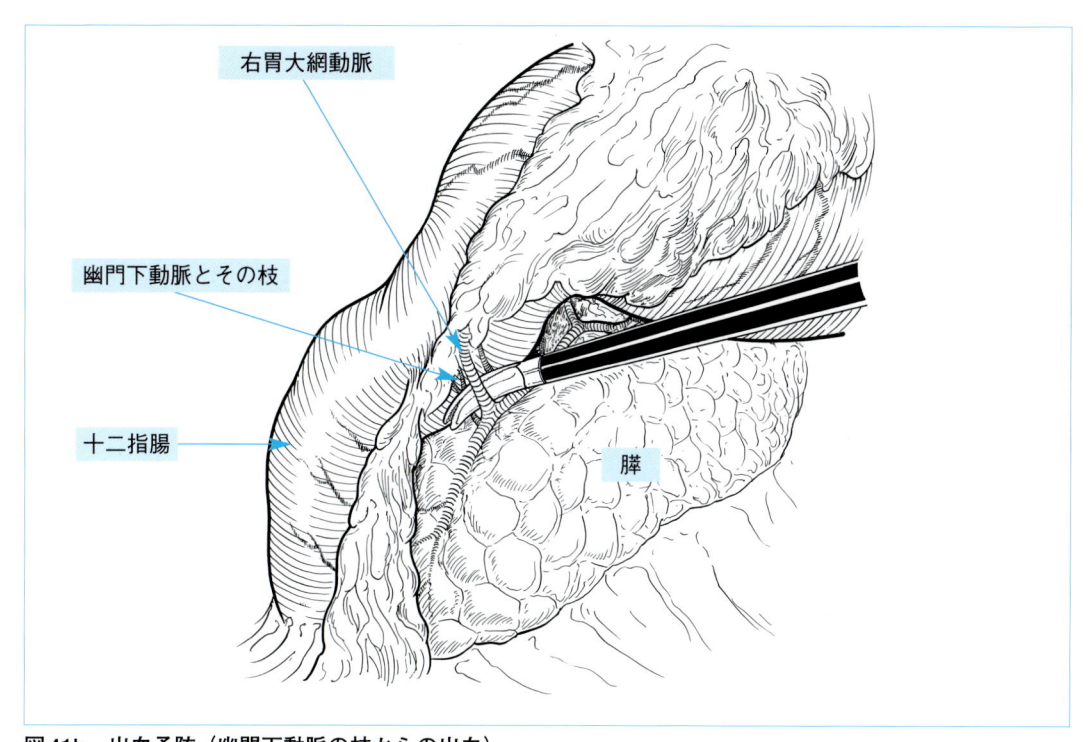

図41b．出血予防（幽門下動脈の枝からの出血）
右胃大網動脈の十二指腸壁側に幽門下動脈の枝がある．鉗子の開脚による損傷に注意する

3. 出血の予防—胃上部

　胃上部の処理において出血しやすい場所は，①腹腔動脈から出る左下横隔動脈（噴門胃底枝），②短胃動静脈，および③脾臓の下極の牽引損傷によるものが多い。**図42a**のごとく，噴門胃底枝が腹腔動脈から分枝していることがあり，左胃動脈を処理した後も慎重に胃上部後面の脂肪塊を超音波凝固切開装置で凝固・切離することが大切である。一方，短胃動静脈の処理において胃脾間膜を牽引しすぎると，超音波凝固切開装置による凝固が不十分なまま切離し，出血することがある。**図42b**のごとく切離部のすぐ近傍を把持し，超音波凝固切開装置のactive bladeを上方にして十分凝固する。また，脾下極近傍の処置においては，助手鉗子による脾下極の過剰な牽引がかからないように脾下極近傍の胃脾間膜を把持する。過剰な牽引力による大網損傷，脾損傷，および凝固不十分な切離に十分注意する。

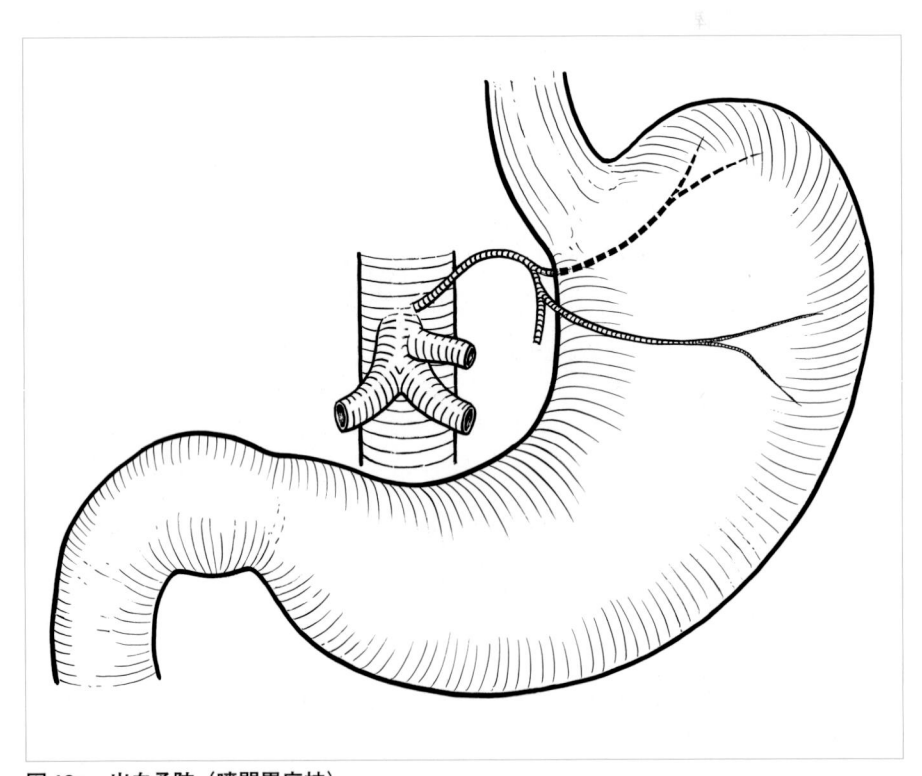

図42a. 出血予防（噴門胃底枝）
左胃動脈を処理した後，胃上部後壁処理において左下横隔動脈（噴門胃底枝）の損傷に注意する

Ⅲ．トラブルシューティング

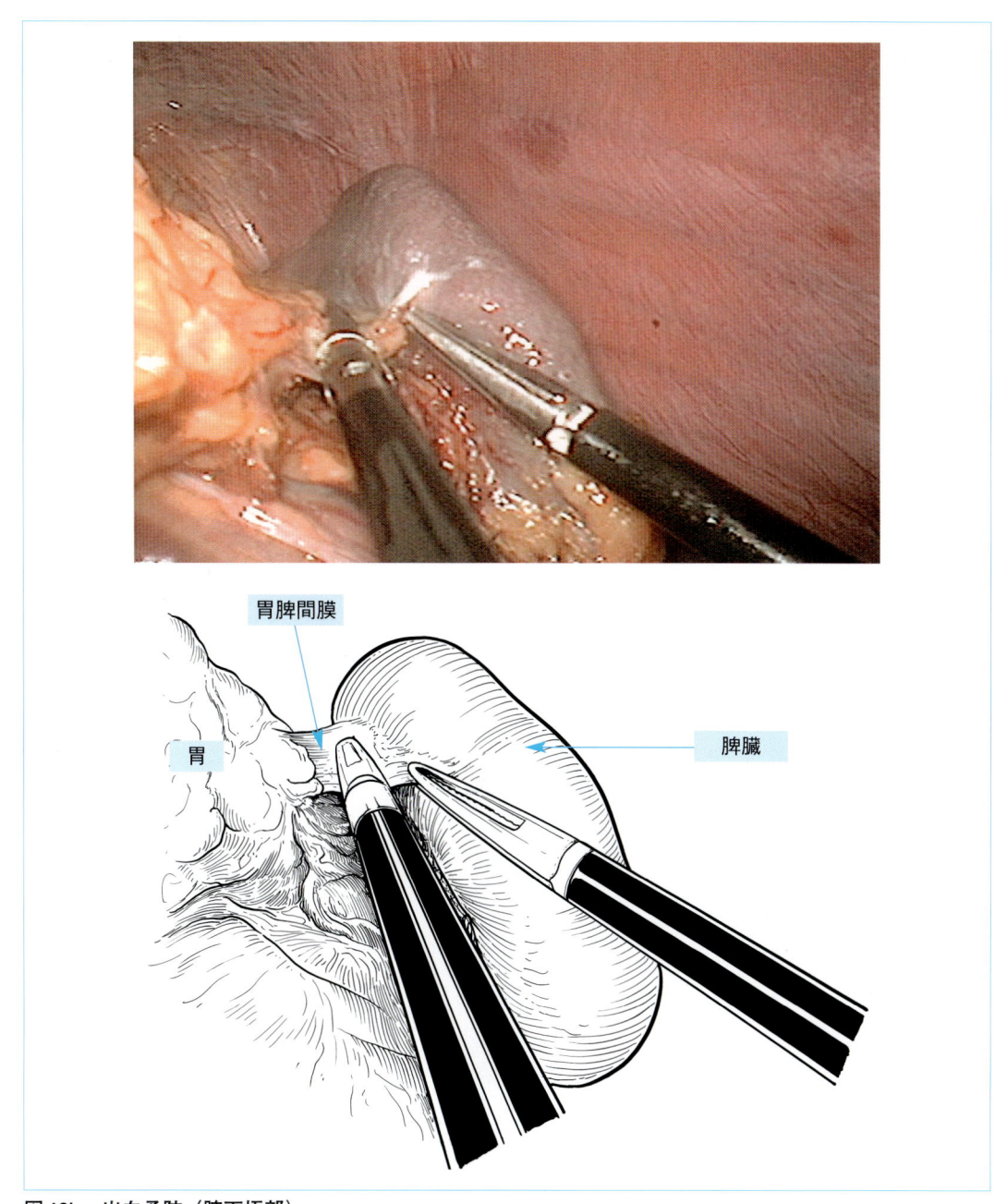

図42b．出血予防（脾下極部）
胃脾間膜の過剰な伸展による脾臓の被膜の剝離損傷による出血に注意する。また，超音波凝固切開装置や鉗子による短胃動静脈の損傷に注意する

4．出血時の対応

　術中，出血が生じた場合，まず気を落ち着かせてガーゼで圧迫するか，鉗子を用いて出血部位の中枢側を把持し出血を一時的に阻止する。周囲の血液を十分に吸引し，4～5分経過した後，ガーゼ圧迫や鉗子の把持を緩めて出血部位を確認し，止血法を選択する。止血方法としては，以下の4つがあげられる。

　①クリップによる止血：損傷した血管またはその近傍の組織を把持し，図43aのごとくクリップにて止血する。

　②超音波凝固切開による止血：図43bのごとく同様に近傍組織を把持した後，出血部位を超音波凝固切開装置にて凝固する。

　③電気凝固による止血：出血部位の近傍組織を把持し，一時的に血流を停止させた状態にて出血部を電気凝固する。血流が維持されている状態での電気凝固は止血効率が低い。

　④フィブリンシート：出血部の圧迫および十分な血液の吸引の後，シートで覆いガーゼで圧迫する。

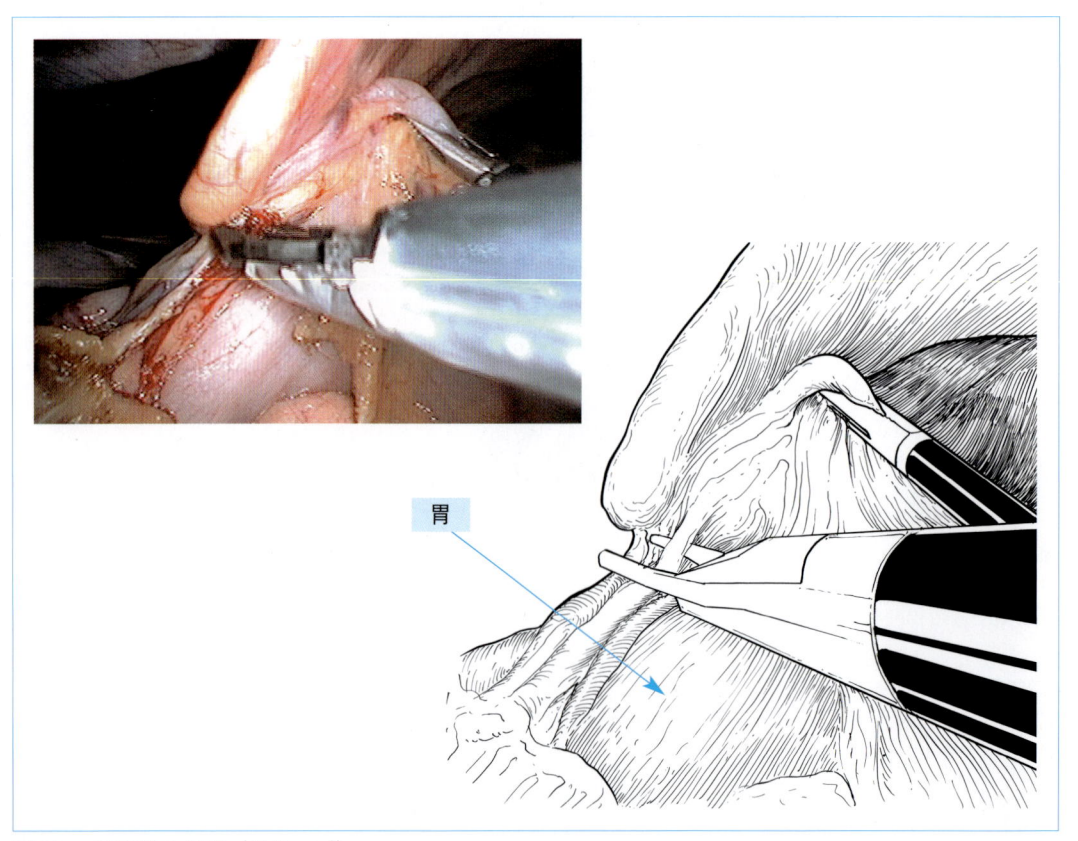

図43a．出血時の対応（クリップ）
出血時には，まずガーゼによる圧迫→出血点の確認→中枢側をクリップにて血管閉鎖

Ⅲ．トラブルシューティング

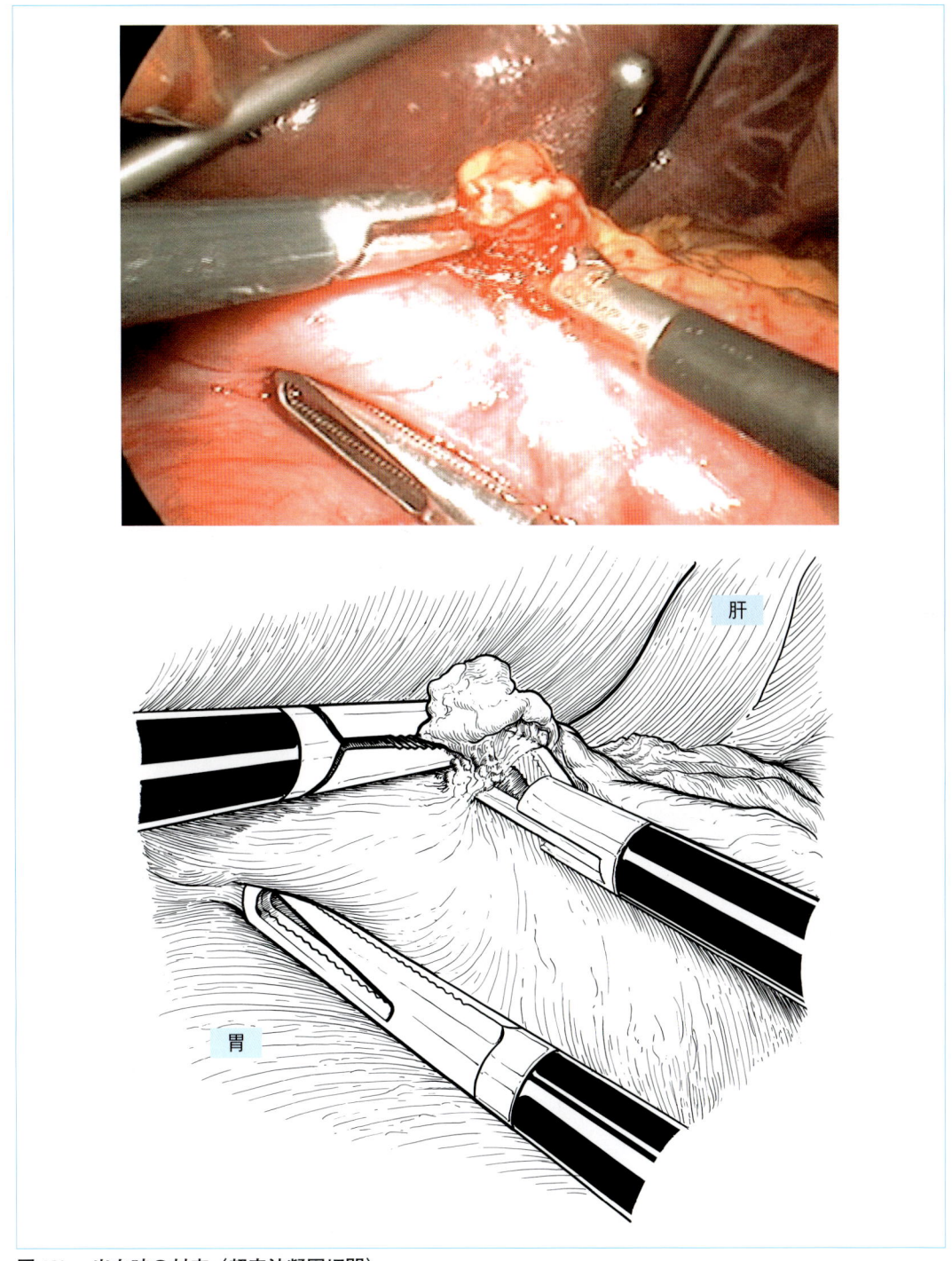

図43b．出血時の対応（超音波凝固切開）
出血時には，まずガーゼによる圧迫→出血点の確認→中枢側を超音波凝固切開装置にて凝固処置

5．臓器損傷─大腸

　大腸損傷は脾彎曲部と肝彎曲部が多い。とくに腹腔内脂肪の多い場合や癒着例で層の認知が不確実な際に生じる。主に大網・胃結腸間膜・十二指腸結腸間膜を超音波凝固切開装置にて切離している際に生じる。その機序は，active bladeの先端から生じるキャビテーションや熱損傷，さらには不注意な機械的損傷によるものである。予防することがもっとも重要であり，**図44a**のごとく左手鉗子操作によって，いわゆる「旗振り操作」を行い，後面を確認することやactive bladeの先端をみながら超音波凝固切開装置を使用することが重要である。

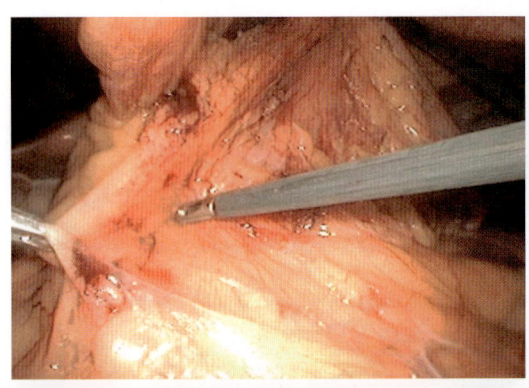

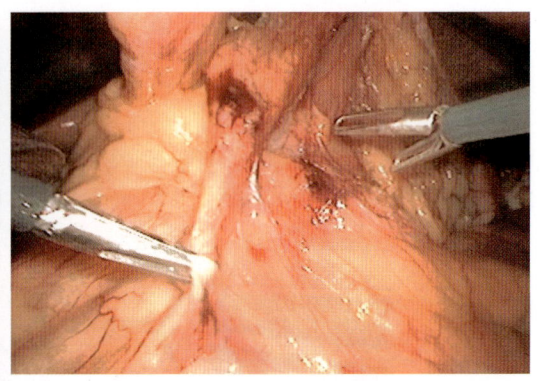

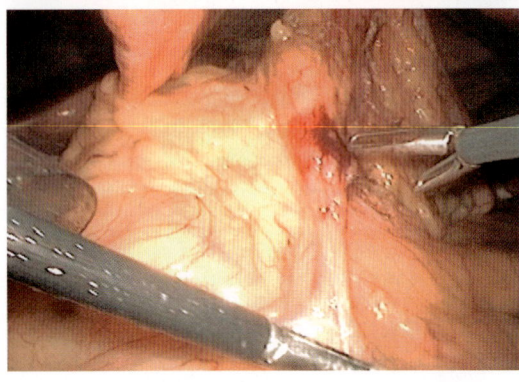

図44a．臓器損傷の予防（旗振り操作）
みえない場所を傷つける。みえるように旗振り操作をする

また，脂肪の厚い場合や層構造が不明確な場合は，**図44b**のごとく鉗子を挿入して層を確認した後，凝固切開を行う．万一，超音波凝固切開装置などにより大腸壁が白く変性し損傷が疑われた場合には，漿膜で損傷部を覆うように縫合を加える．

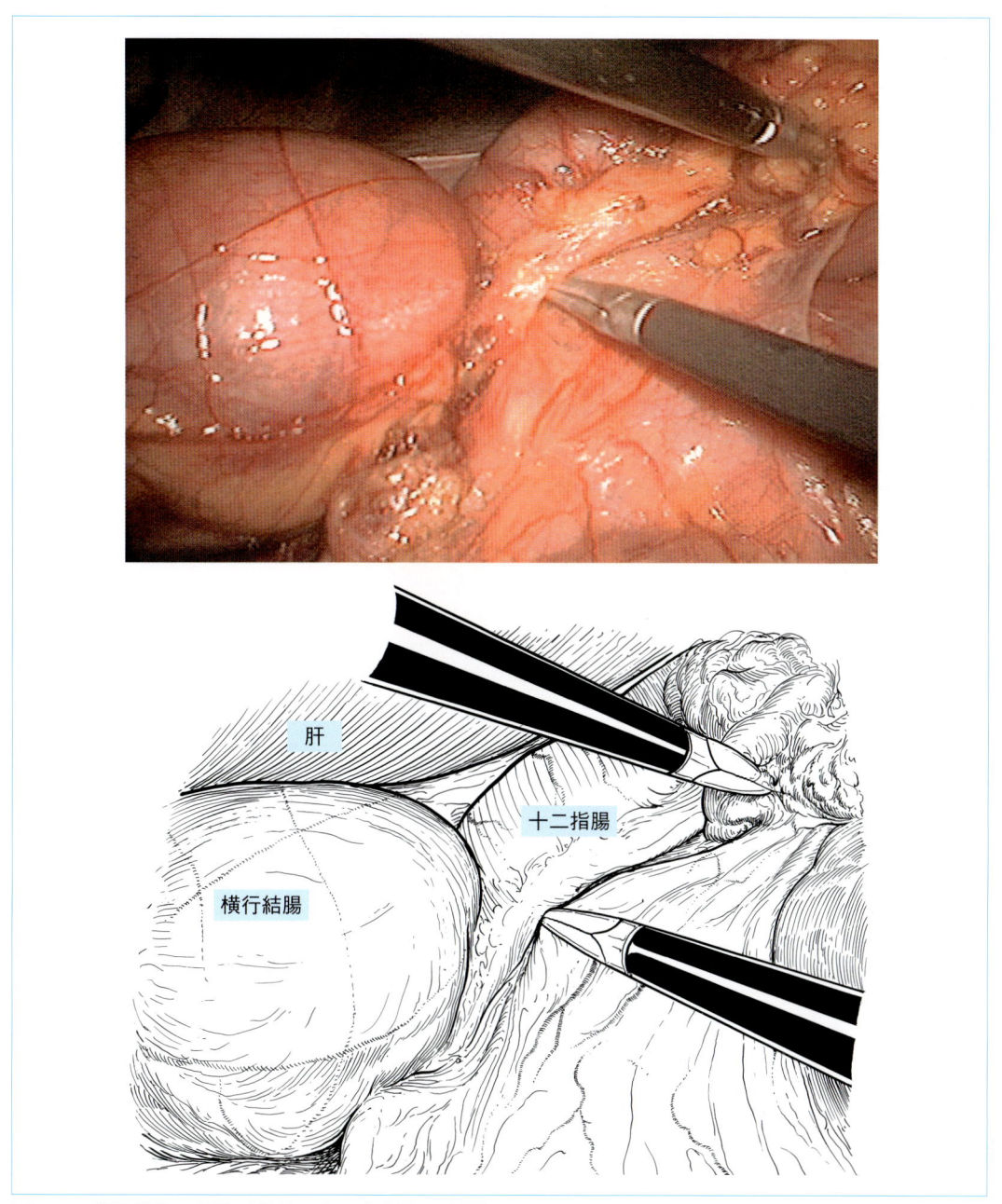

図44b．臓器損傷の予防（鉗子による癒合層の確認）
生理的癒合層には血管なし．鉗子にて層を確認する

6. 臓器損傷─膵

　膵損傷は，右胃大網動静脈の処理やリンパ節郭清のための膵上縁の処理の際に生じる。その発生機序としては，鉗子による機械的損傷，超音波凝固切開装置のキャビテーション，電気凝固などによる熱損傷などが考えられる。膵損傷は発生すると重篤になることがあり，その予防に十分注意することが必要である。たとえば，右胃大網静脈の剝離に際しては，**図45a**のごとく鉗子の先端や超音波凝固切開装置の先端を膵臓に向けないようにすることが大切である。また，No.8aリンパ節やNo.11pリンパ節郭清においては，**図45b**のごとくトロッカーや鉗子の挿入方向が膵と平行になるようにする。左手鉗子にてリンパ節近傍の結合織を把持し，膵組織から離れた安全な場所で血管周囲の神経鞘前面の層に入り，少しずつ剝離・切離していく。

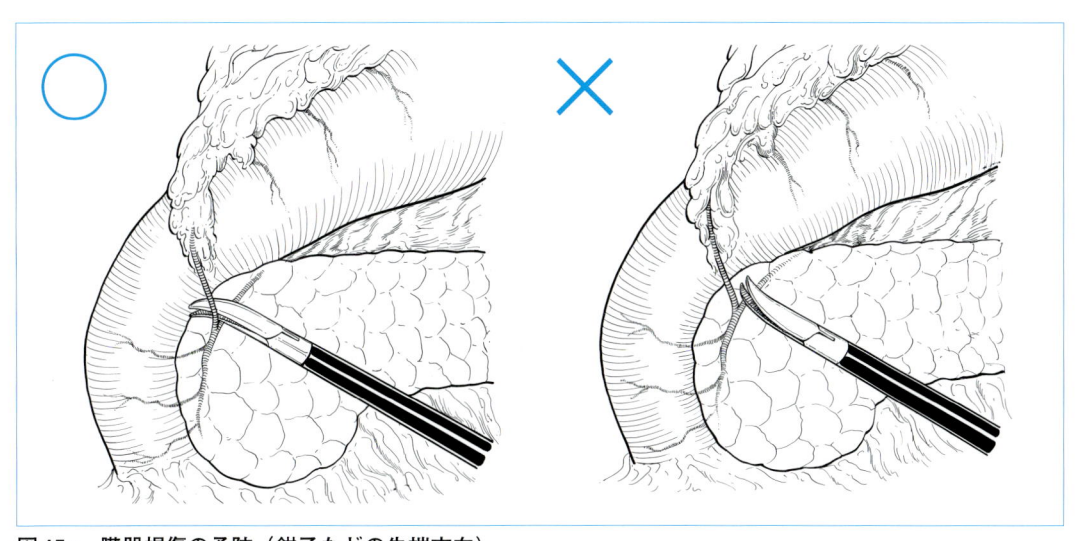

図 45a. 臓器損傷の予防(鉗子などの先端方向)
鉗子の先端が膵組織に向かった方向で剥離しない(機械的損傷の発生)

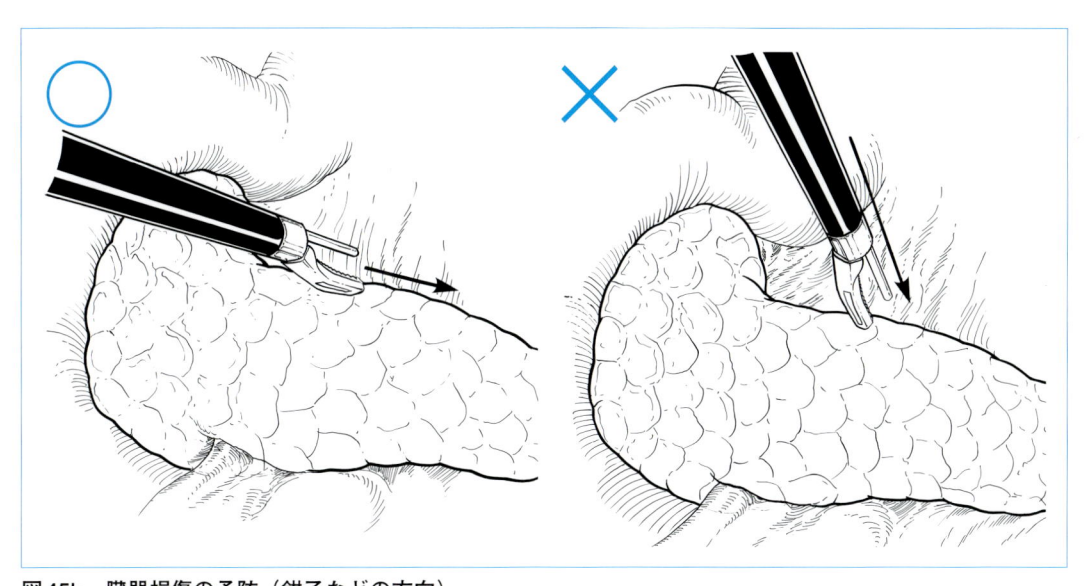

図 45b. 臓器損傷の予防(鉗子などの方向)
鉗子の方向は膵に平行な方向で使用する。キャビテーションや機械的膵損傷を回避する

7．機器トラブル

　腹腔鏡下手術は，開腹手術と比べて手術機器に依存するところが大きい。それゆえ，機器の特性と使用法を熟知しておく必要がある。**図46**は，JSESによる第8回アンケート調査結果からみた「腹腔鏡下胃切除時の機器の不具合による偶発症・合併症」である。頻度の高い機器トラブルは，自動縫合器，超音波凝固切開装置によるもの，そして操作上注意すべき機器トラブルはクリップ操作であった。自動縫合器の使用時には，組織の厚さと幅を十分考慮して機器を選択し，切離前にその先端と後面を確認して他臓器を巻き込まないよう注意する。ファイヤーはゆっくりと行う。一方クリップは，**図47**のごとくクリップの先端を確認しつつ行う。「クリップon クリップ」や「ねじれクリップ」は避ける。また，「からうち」は血管損傷を引き起こし，大出血の原因となるので回避しなければならない。

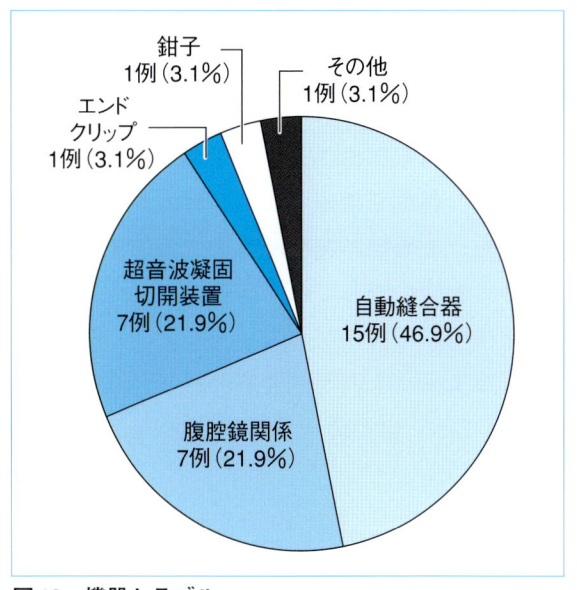

図46. 機器トラブル
（JSES　第8回アンケート調査結果）

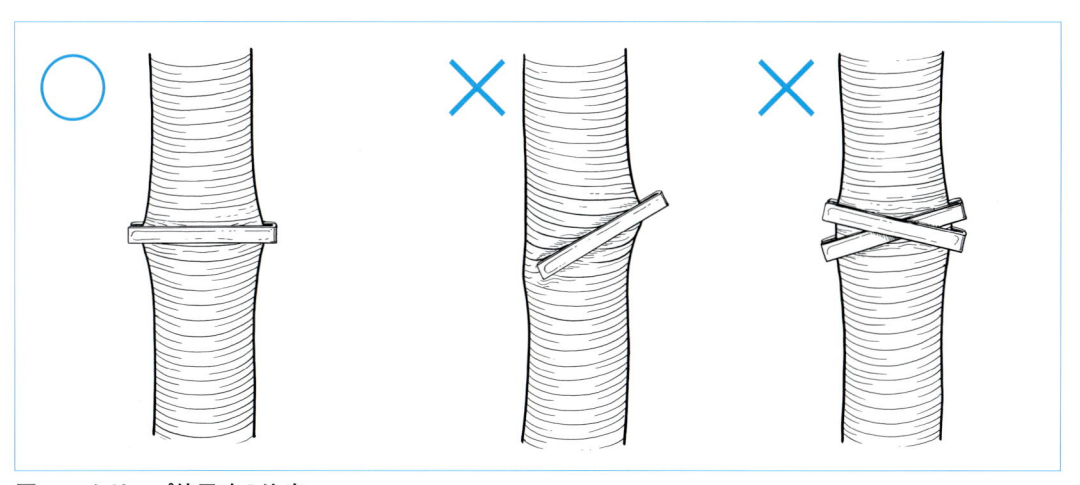

図47. クリップ使用時の注意
クリップは先端をみながら正しい位置にてクローズする

8. 吻合時のトラブル―Billroth-Ⅰ法

　十二指腸潰瘍の既往や慢性膵炎の既往のある患者，さらには胸郭の厚い患者には，小開腹創から十二指腸球部を体外に引き出すことが困難なことがある。原則的に，腹腔内操作終了時に十二指腸球部の挙上の程度を確認する。通常，正中のやや右側，十二指腸球部直上の腹壁に小開腹創を設ける。この際，経腹直筋アプローチとなるが，腹腔内へは肝鎌状間膜の左側に開腹する。また吻合に際しては，前述のごとく胃口側を切離した後，そして十二指腸側を切離する前に後壁の漿膜筋層縫合を行うと十二指腸の腹腔内脱落が防止できる。多くの場合，このような工夫により対処可能である。万一，十二指腸の挙上がきわめて困難な場合には，図48のごとく自動縫合や再建法をRoux-en Y法に変更することも考慮する。

9. 吻合時のトラブル―Roux-en Y法

　Roux-en Y法は，体外吻合か，または腹腔内吻合により行われる。体外吻合においては小開腹創からの吻合であり，腸間膜のねじれに注意して行う。**図49a, b**のごとく，腸管の挙上の仕方により，胃空腸吻合の向きやY脚吻合の位置が規定される。胃空腸吻合法の選択に応じて空腸の挙上法を選択する。また，胃空腸吻合の前に仮の吻合を2針ほどして吻合部を腹腔内に戻し，再気腹の後，腹腔鏡観察によりねじれのないことを確認することが望ましい。腹腔内吻合の際に注意すべきことは，リニアカッター挿入孔の閉鎖である。食物の通過する空腸に，狭窄が生じないように注意する。体外吻合，腹腔内吻合ともに前結腸ルートで腸管を挙上する。腸間膜の切開線が長くなると内ヘルニアの原因となる。また，短いと横行結腸を締めつけることになる。適度な切開が必要である。

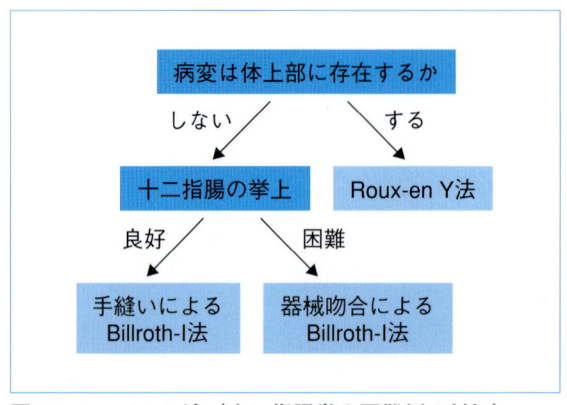

図48. Billroth-Ⅰ法（十二指腸挙上困難例の対処）

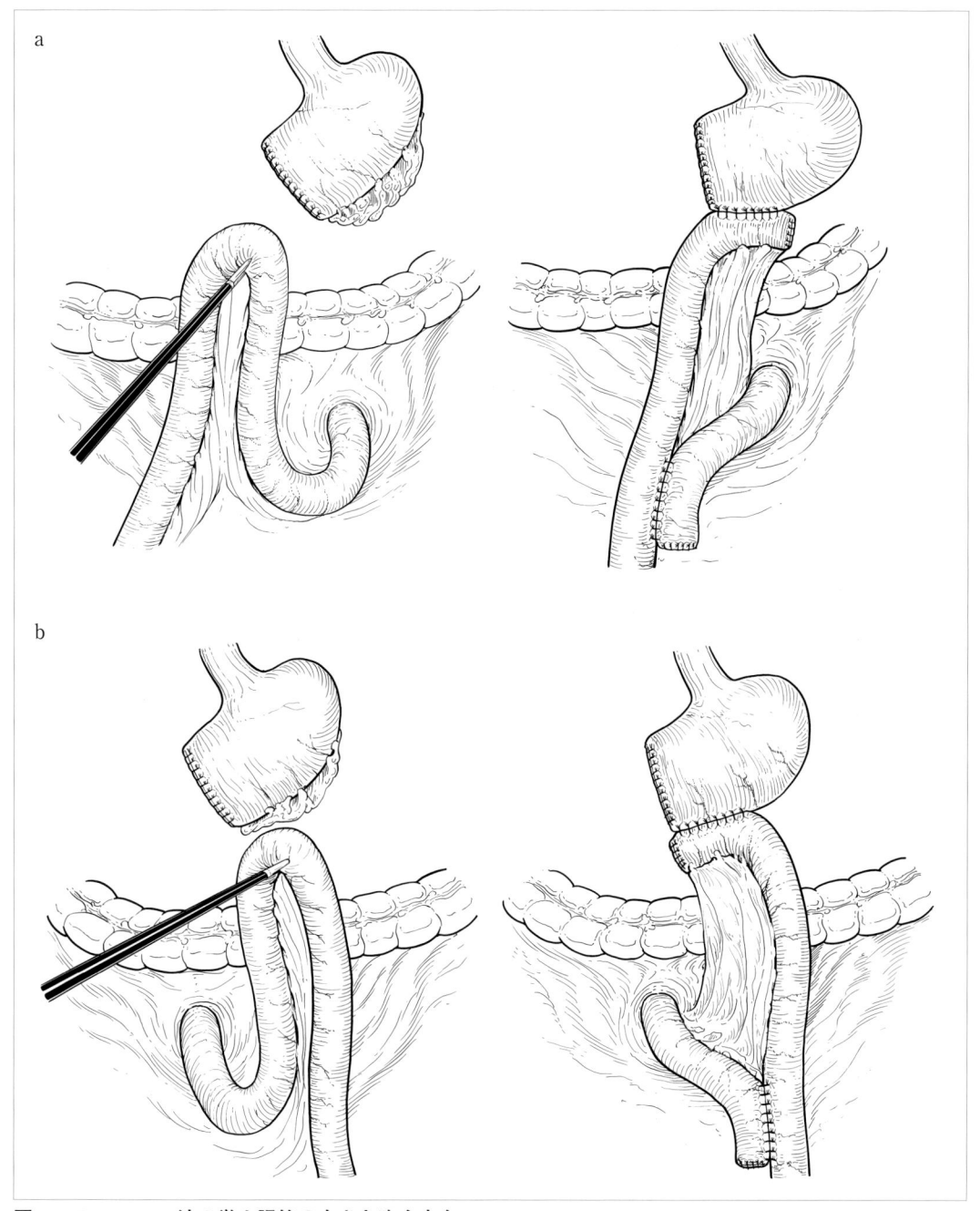

図49. Roux-en Y法の挙上腸管の向きと吻合方向
挙上腸管の向きにより，残胃空腸吻合が順蠕動か逆蠕動かが決まる．また，Y脚吻合部にて口側空腸が挙上腸管の右または左のどちらで吻合されるかが決まる

IV.
術後合併症と対策

IV. 術後合併症と対策

1. 術後合併症

　腹腔鏡下胃切除術の術後合併症は，約7〜12％に生じることが報告されている。術後合併症に関するJSESの第8回アンケート調査結果を**図50a**に示した。吻合部狭窄や縫合不全などの吻合部に関するものがもっとも多く，続いて創感染や膵液漏が多い。低侵襲性・除痛性・早期回復などの利点を有する本術式において，その利点を十分に生かすために術後合併症を回避する安全な手術手技が求められる。**図50b**は，本術式のステップ別難易度を示したものである。また，**図50c**は，厚生労働省がん研究助成金研究班（北野班）のアンケート調査によるリンパ節郭清の難易度を示している。learning curveの存在する本術式において，段階的なトレーニングが必要である。

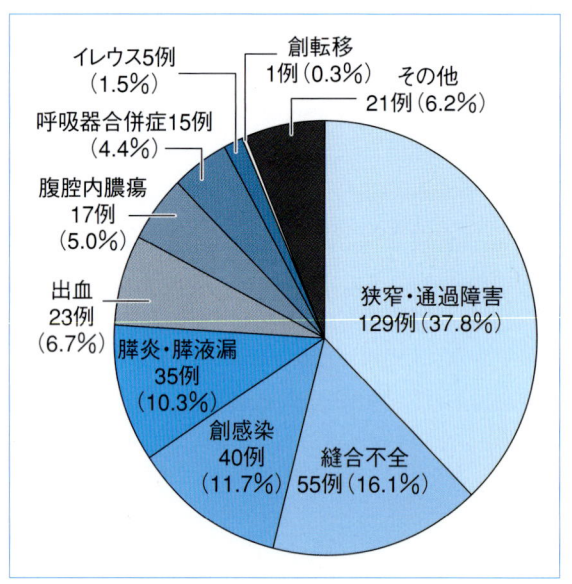

図50a．術後合併症
（JSES　第8回アンケート調査結果）

Ⅳ．術後合併症と対策　119

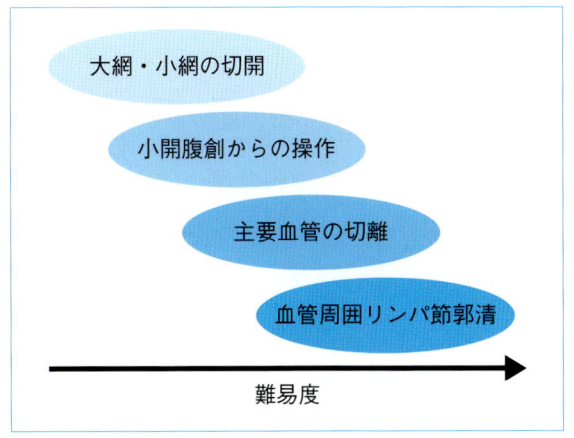

図50b．手技の難易度

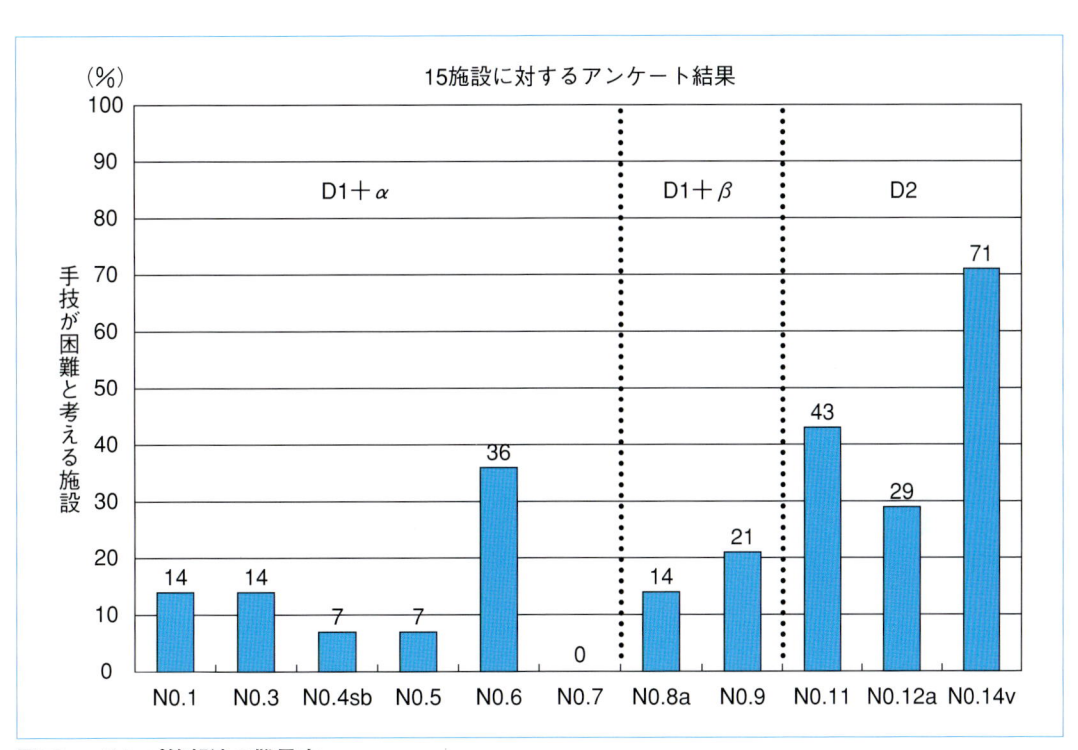

図50c．リンパ節郭清の難易度
（JLSSG　第3回アンケート調査結果）

2. 食物の通過障害

　術後に食事が始まり2～3日して食物のつかえ感や嘔気，さらには上腹部痛や胸痛などの食物の通過障害が出現した場合には，吻合部の合併症や残胃または挙上腸管の蠕動不穏を考える。図51a, bにBillroth-Ⅰ法とRoux-en Y法による再建時の食物通過障害発生の機序を示した。Billroth-Ⅰ法においては，吻合部の虚血を防止するため十二指腸の剥離を最小限に抑え，吻合部に緊張がかからないようにする。一方，Roux-en Y吻合においては，挙上腸管の蠕動不良によるRoux-en Y症候群が約10～20%に認められる。さらに，吻合部の自動吻合器挿入部の閉鎖において，機械的狭窄が生じないように注意する。万一，食物の通過障害が生じた際には，腹部単純写真により残渣物の有無を確認した後，術後透視や内視鏡検査を行い，機能的なものか器質的なものかを診断し対処する。

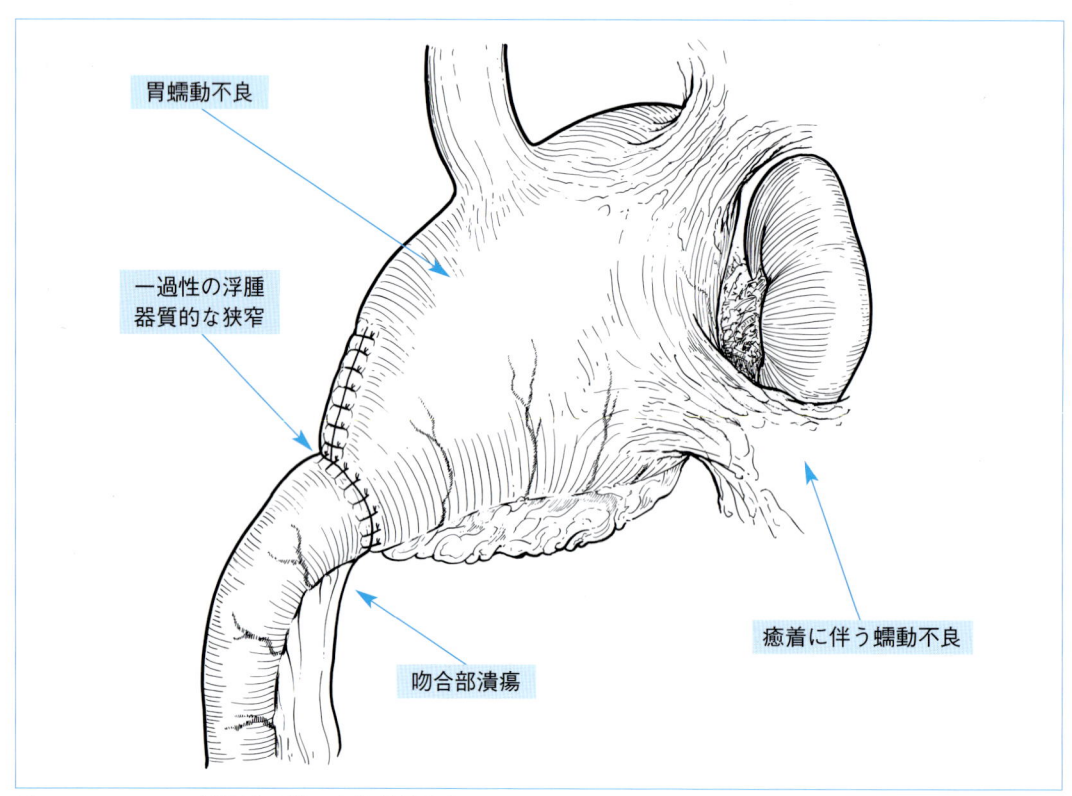

図51a．Billroth-Ⅰ法再建の際の食物通過障害

IV. 術後合併症と対策　121

残胃蠕動不良

一過性の浮腫
器質的な狭窄

挿入口閉鎖時の
屈曲と狭窄

ペースメーカーの発生

Y脚の左側偏位に伴う
挙上腸管のねじれ

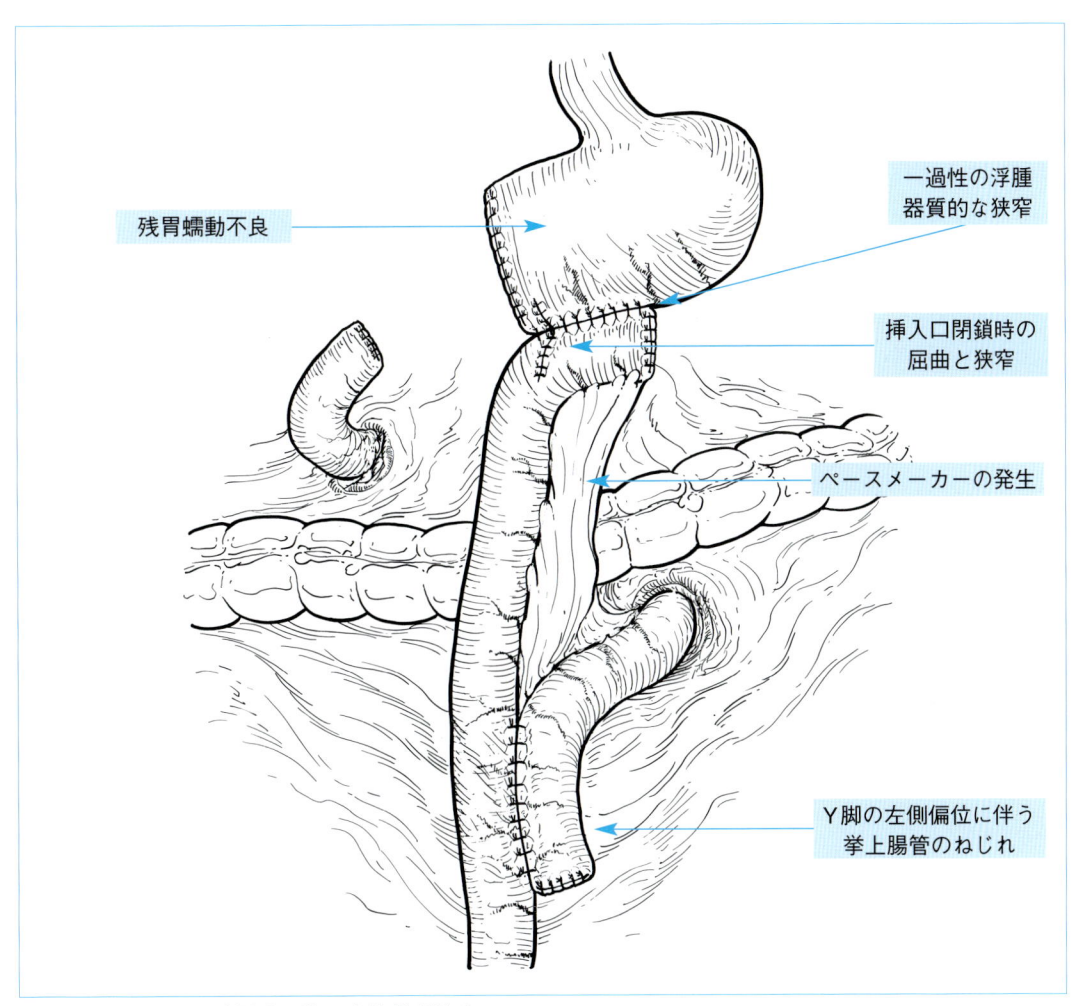

図51b. Roux-en Y法再建の際の食物通過障害

3．縫合不全

　縫合不全は，発生すると重篤な結果を招くため，その予防には十分注意する必要がある。図52a, b に Billroth-Ⅰ法と Roux-en Y法再建時の縫合不全の発生機序を示した。Billroth-Ⅰ法再建の際，もっとも注意すべきことは，吻合部の血行と吻合部にかかる張力である。そのため，①脾臓の下極までの十分な大網切離，②必要最小限の十二指腸剝離，③小開腹創の位置と長さ，に十分注意する。一方，Roux-en Y吻合では，挙上腸管の長さと血行維持が重要である。そのため，挙上腸間の腸間膜の切開線の長さや腸間膜のねじれに十分注意する必要がある。術後4〜5日目，食事を開始しての発熱や上腹部痛が出現したときには縫合不全を疑う。従来の手術と同様，術後透視，腹部エコーや腹部CT検査を行い，確定診断と腹腔内膿瘍の広がりを判断し治療にとりかかる。

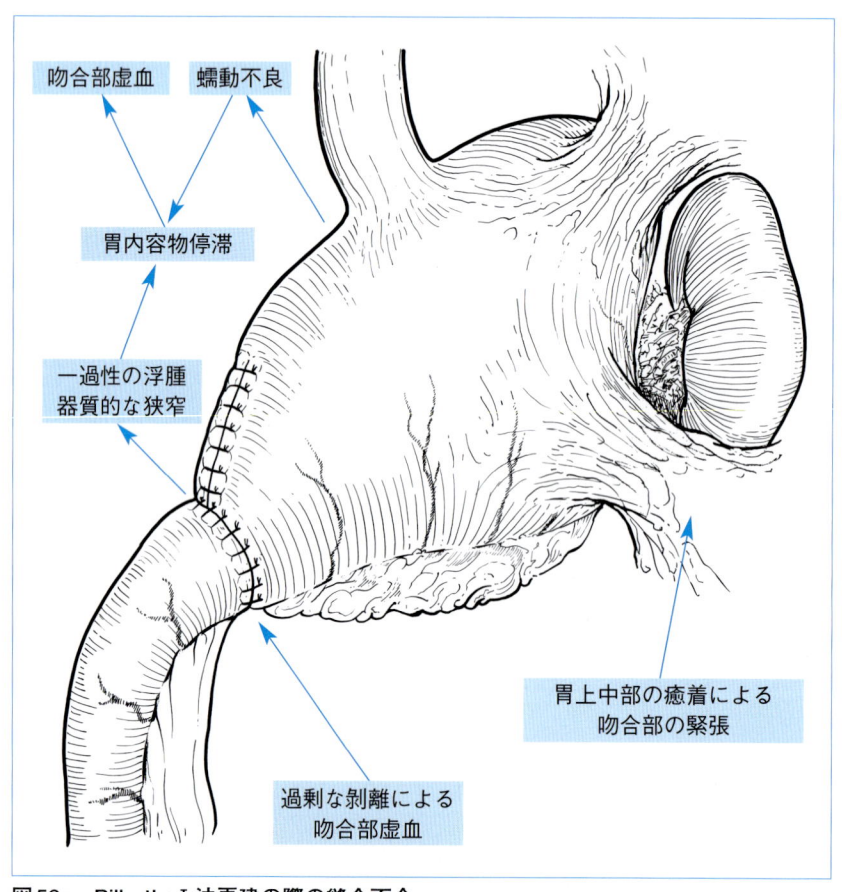

図52a．Billroth-Ⅰ法再建の際の縫合不全

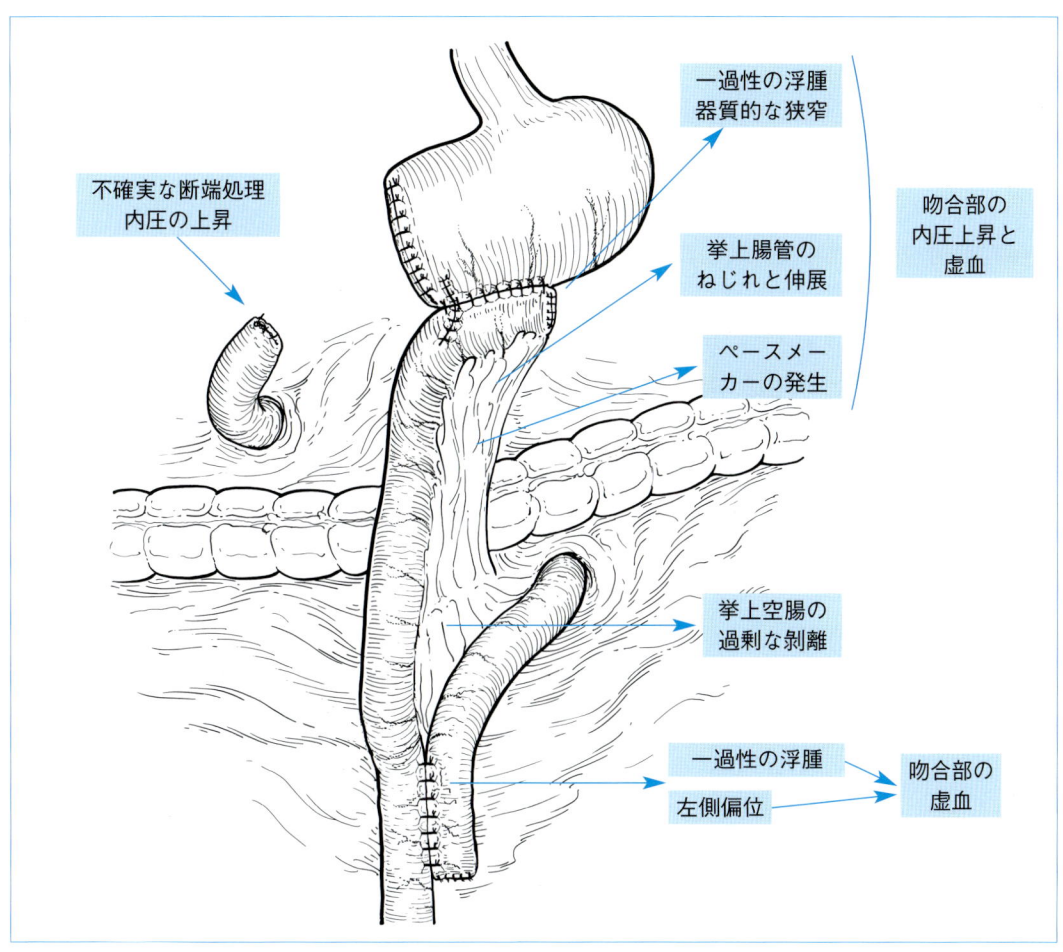

図 52b. Roux-en Y 法再建の際の縫合不全

4. 膵液漏

　膵液漏も重篤な合併症の一つである。本術式においては，原則的に網嚢切除は施行していないので，主な膵液漏の発生部位は，右胃大網動静脈の処理の際の幽門下領域とリンパ節郭清の際の膵上縁である。右胃大網動静脈の処理においては，剝離鉗子や超音波凝固切開装置によるものが多い。**図53a, b** のごとく，血管剝離の際に生じる鉗子や超音波凝固切開装置の先端による膵の機械的損傷，さらには超音波凝固切開装置からのキャビテーションに十分注意する。一方，膵上縁の処理においては，熱損傷やキャビテーションによる膵損傷が多い。とくにNo.9, 11pリンパ節郭清においては，膵との境界を意識して剝離を進める。術後の発熱と腹痛，ならびにドレーン周囲の皮膚びらんなどが生じた場合には膵液漏を考慮し，早急に確定診断と膵液の広がり診断を行い，的確な治療を行う。

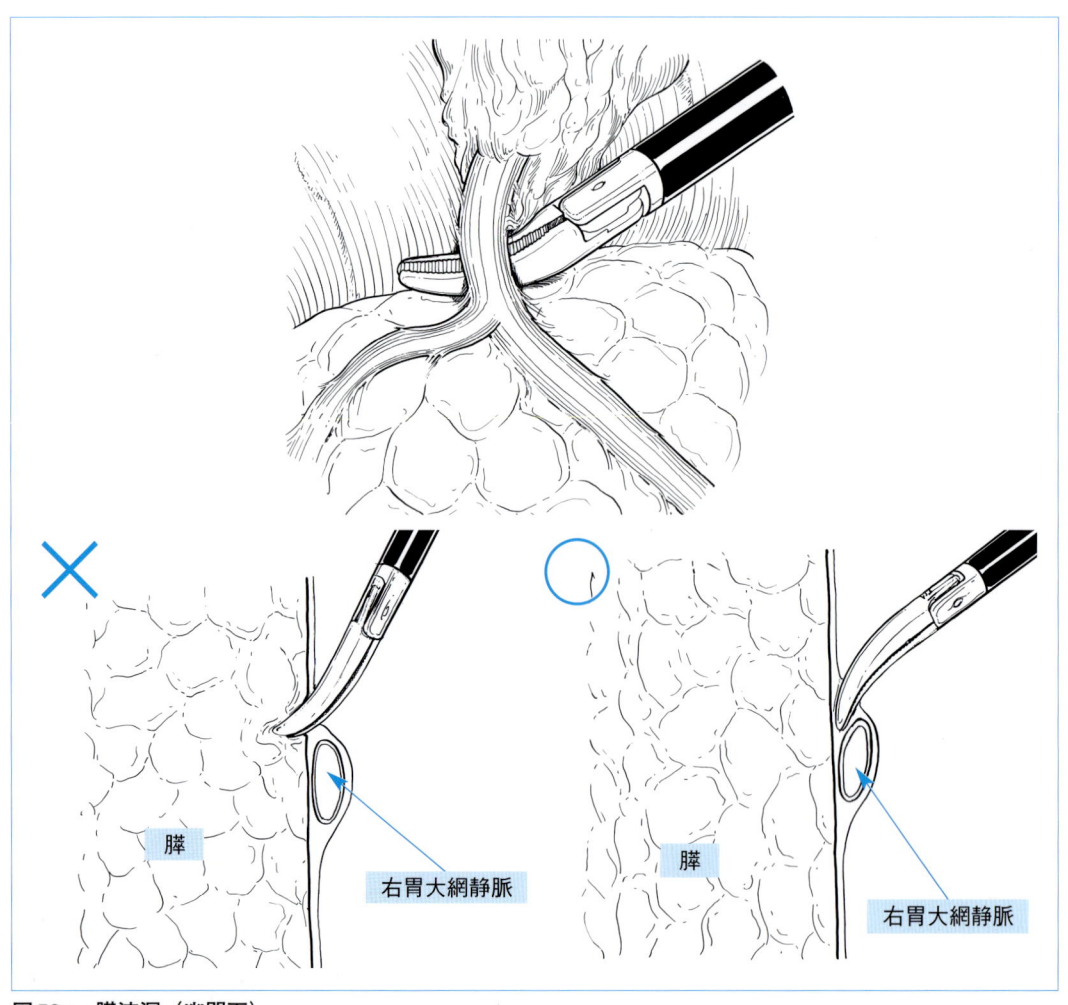

図53a. 膵液漏（幽門下）
右胃大網静脈の処理の際の鉗子による機械的損傷

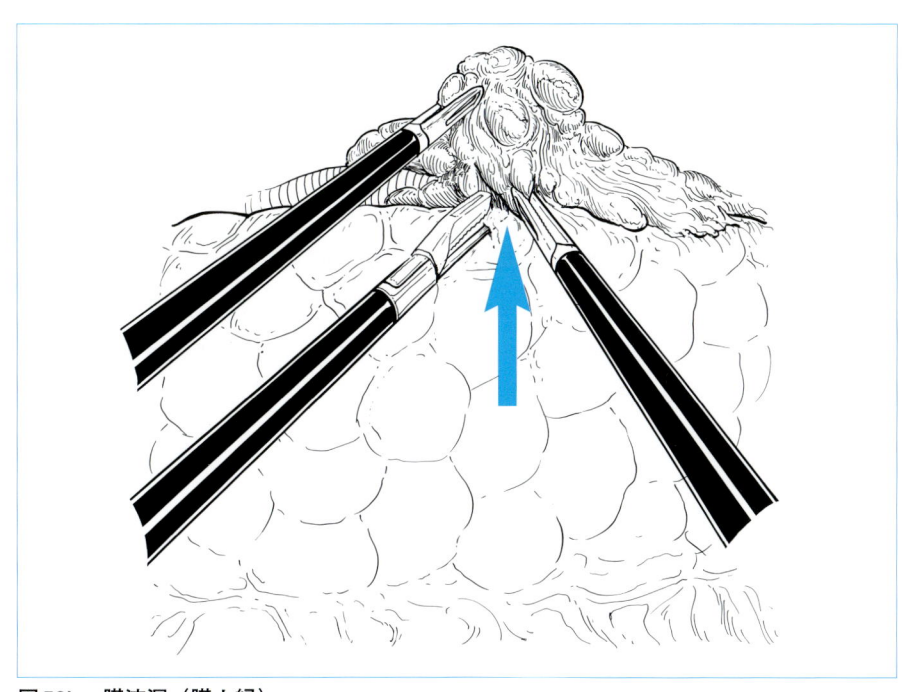

図53b．膵液漏（膵上縁）
No.8a, 9, 11p リンパ節郭清時の膵上縁の熱損傷や機械的損傷

5. その他

　その他の合併症のなかで，まれではあるが注意が必要なものとして，内ヘルニアや遅延性の動脈瘤があげられる。内ヘルニアはRoux-en Y吻合の際に多く，挙上腸管の後面に腸管が入り込むことによって生じることが多い。**図54a**のごとく，腸間膜の切離線が長い場合や挙上腸管が長い場合に生じやすいので注意したい。吻合終了時，腹腔鏡下に腸管の長さや挙上腸管後部の空間を観察する。場合によっては，挙上腸管の一部を後腹膜に固定しておくことも試みられている。一方，遅延性の動脈瘤の形成と出血は，脾動脈の損傷による場合が多い。とくに**図54b**のごとく，脾動脈根部において形成されたループの末梢側での損傷が多い。同部の剝離に際しては，熱損傷や超音波凝固切開装置によるキャビテーションによる血管の損傷に注意する。

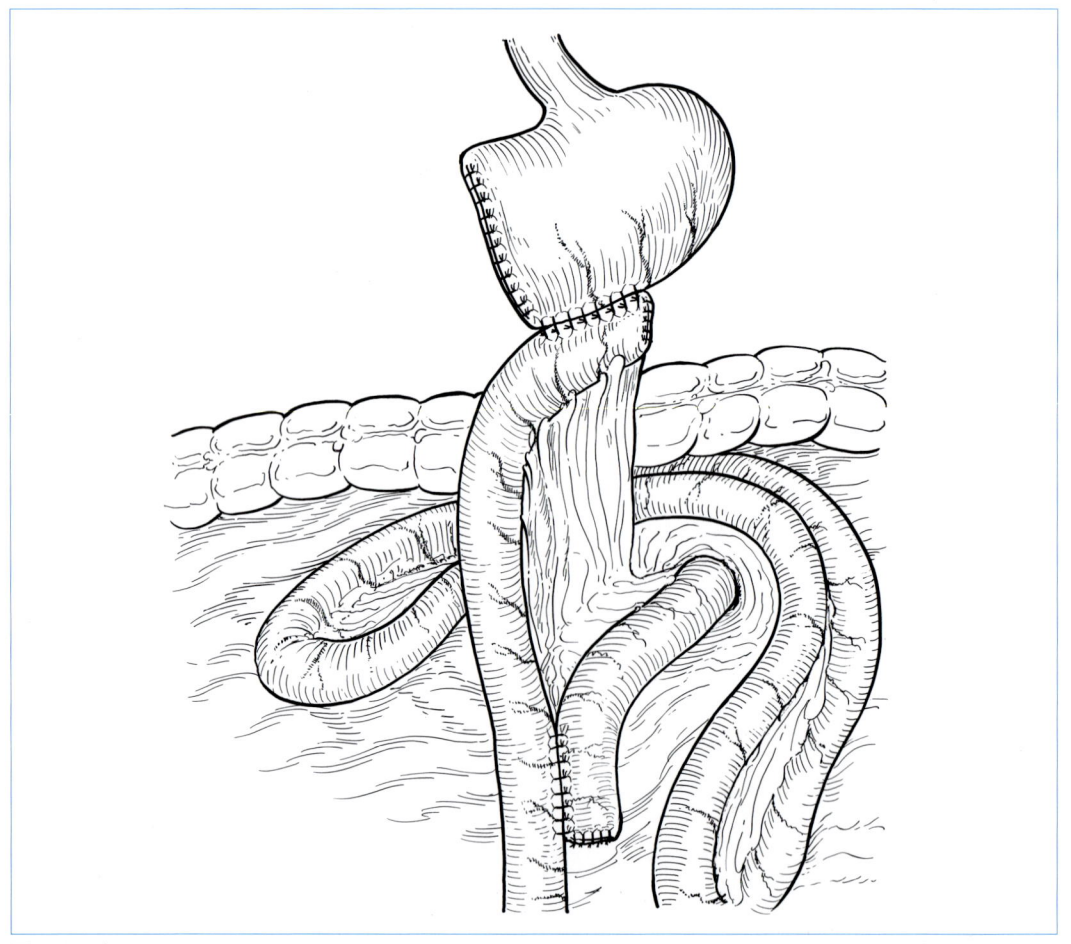

図54a．内ヘルニア
Roux-en Y時の挙上腸管（前結腸経路）と後腹膜の間のスペースに小腸が入り込む

Ⅳ. 術後合併症と対策　127

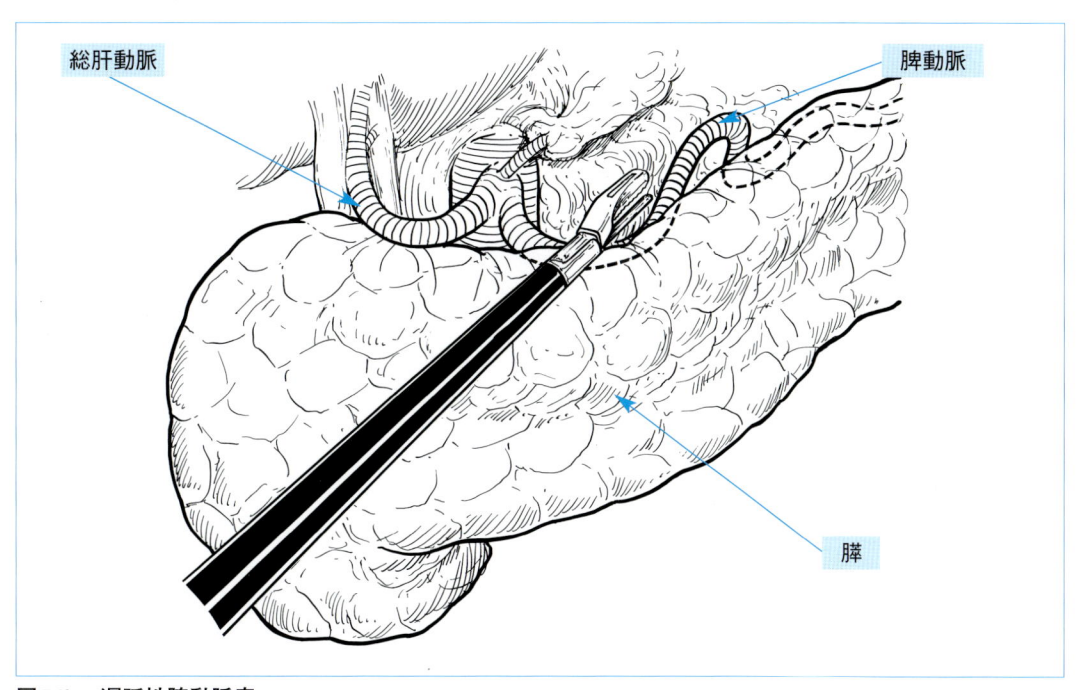

総肝動脈　　　　　　　　　　　　　　　　　　　　　脾動脈

膵

図 54b. 遅延性脾動脈瘤
脾動脈の中枢側，ループ形成部の脾側にて熱損傷や電気損傷により発生する

|JCLS|〈(株)日本著作出版権管理システム委託出版物〉

> 本書の複製権・翻訳権・上映権・譲渡権・公衆送信権（送信可能化権を含む）は株式会社へるす出版が保有します。
> 本書の無断複写は著作権法上での例外を除き禁じられています。複写される場合は，その都度事前に(株)日本著作出版権管理システム（電話 03-3817-5670，FAX 03-3815-8199）の許諾を得てください。

消化器内視鏡下手術シリーズ～標準的手技を学ぶ⑤
腹腔鏡（補助）下幽門側胃切除術

定価（本体価格 5,400円＋税）

2008年1月25日　第1版第1刷発行

監　修	木村　泰三	
編　集	北野　正剛	
著　者	白石　憲男，安田　一弘	
発行者	岩井　壽夫	
発行所	株式会社　へるす出版	
	〒164-0001　東京都中野区中野 2-2-3	
	電話　（03）3384-8035（販売）　（03）3384-8155（編集）	
	振替　00180-7-175971	
印刷所	三報社印刷株式会社	

〈検印省略〉

©2008 Printed in Japan
落丁本，乱丁本はお取り替えいたします。
ISBN978-4-89269-614-5